微信扫码获取配套学习资源
成为儿推会员即享超值福利

专家悉心讲解小儿推拿操作手法，帮你快速掌握冯氏捏积派小儿推拿要领。

专家在线一对一答疑解惑，帮你解决小儿推拿使用过程中遇到的各种问题。

答疑

加入小儿推拿科普圈，获取更多小儿推拿流派教学视频等专业、权威、系统的小儿推拿知识。

科普圈

无须下载　　免去注册　　省时提效

扫描二维码领取线上学习资源

1. 微信点击扫一扫；

2. 扫描本页二维码；

3. 关注"青岛出版社微服务"公众号。

·全国著名小儿推拿流派·

冯氏捏积派小儿推拿

郑军 主编

青岛出版社
QINGDAO PUBLISHING HOUSE

图书在版编目（CIP）数据

冯氏捏积派小儿推拿 / 郑军 主编. — 青岛:青岛出版社, 2021.1
ISBN 978-7-5552-9201-2

Ⅰ. ①冯… Ⅱ. ①郑… Ⅲ. ①小儿疾病—推拿 Ⅳ. ①R244.1

中国版本图书馆CIP数据核字（2020）第082595号

《冯氏捏积派小儿推拿》编委会

主　　编　郑　军
副 主 编　李　敏
编　　委　马迎基　张　凡　苏春伟　鲁春江

书　　名	**冯氏捏积派小儿推拿** FENGSHI NIEJIPAI XIAOER TUINA
主　　编	郑　军
出版发行	青岛出版社
社　　址	青岛市海尔路 182 号（266061）
本社网址	http://www.qdpub.com
邮购电话	0532-68068091
策划编辑	刘晓艳
责任编辑	王秀辉
装帧设计	毕晓郁　曹雨晨　杨晓雯
视频模特	邱子越　周小鱼
视频制作	李春帆　孙　菲　辛俊超
照　　排	青岛帝骄文化传播有限公司
印　　刷	青岛双星华信印刷有限公司
出版日期	2021年3月第1版　2021年3月第1次印刷
开　　本	16 开（172 mm × 244 mm）
印　　张	12.5
字　　数	160 千
书　　号	978-7-5552-9201-2
定　　价	45.00 元

编校印装质量、盗版监督服务电话　4006532017　0532-68068050
本书建议陈列类别：中医保健　推拿按摩

序

中医药学是中华民族灿烂文化瑰宝中的一颗耀眼的明珠。它植根于中国传统文化的沃土,绵延传承数千年。随着当今科学技术的飞速发展,人们的生活方式和疾病谱也发生了改变,人们对健康水平和生活质量提出了更高的要求。"回归自然"成为人们的主流意识,医疗也从单纯的生物学医疗模式转为了生物、心理、社会的整体医疗模式,而中医的天然药物和自然疗法,因其治病求本、辨证施治的优点,越来越受到人们的欢迎。

捏脊疗法又称"捏积疗法",是中医外治推拿疗法之一,广泛用于儿科,因推拿作用的部位在人体的脊柱,故称为"捏脊",同时捏脊疗法因经常治疗小儿积滞、疳积,所以又称"捏积疗法"。冯氏捏积疗法是北京地区著名的小儿推拿流派。冯泉福先生是全国名老中医、冯氏捏积疗法的第四代传人,冯氏捏积疗法传承150多年,以其疗效显著而享誉京城。本书作者从事中医儿科工作几十年,曾经跟随冯老学习冯氏捏积疗法多年,并帮助冯老整理、研究冯氏捏积疗法,开展了关于冯氏捏积疗法的系列科学研究工作并获奖。作者收集整理了冯氏捏积疗法的历史资料,在书中介绍了冯氏捏积疗法的起源、发展,详细说明了冯氏捏积疗法的作用机理、操作手法及其治疗的病症和保健原理。同时,作者根据多年的临床经验,在冯氏捏积疗法应用的基础上摸索出与之配套的推拿手法和保健食疗方法,使之临床治疗效果更好。

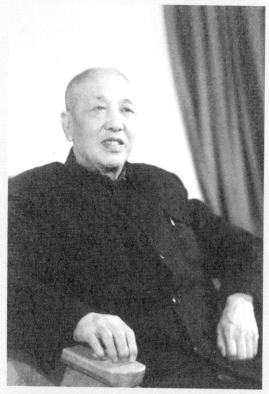

冯氏捏积疗法第四代传人、名老中医——冯泉福

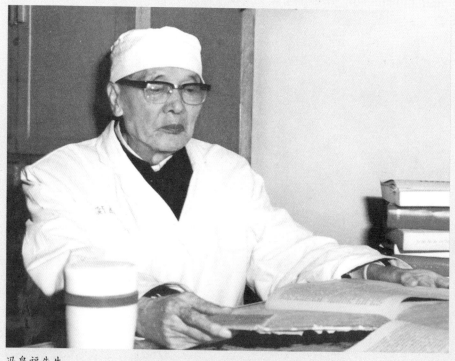

冯泉福先生

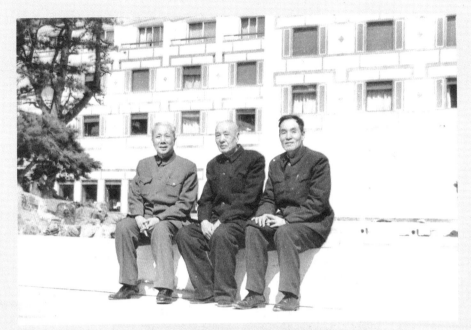

冯泉福与名医关幼波（左）、原北京中医医院院长张敬发合影

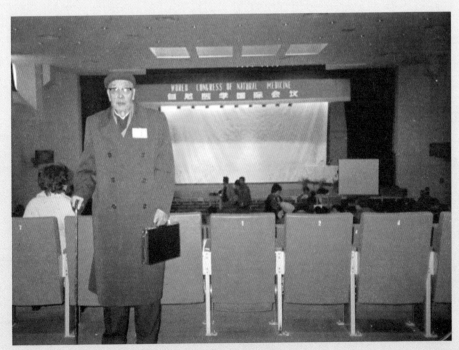

1987年11月冯泉福出席在北京召开的自然医学国际会议

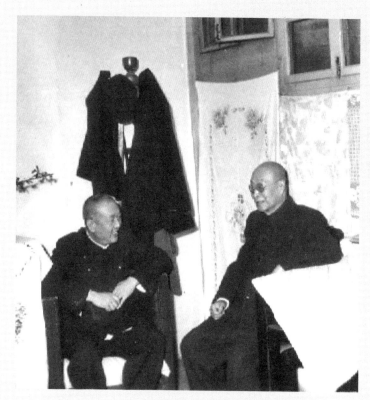

冯泉福先生与京城名医施今墨先生交谈

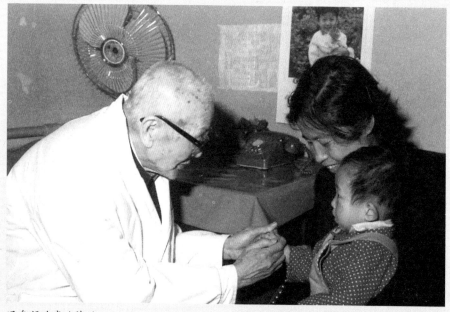

冯泉福为患儿诊治

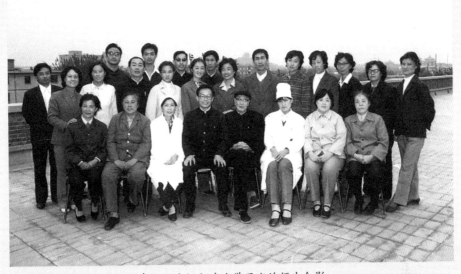

冯泉福与来自全国各地的参加冯氏捏积疗法学习班的师生合影

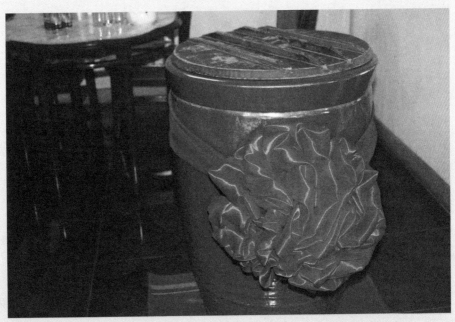

冯泉福家人捐献的制作冯氏化痞膏的浸药大缸，现保存于北京中医医院院史馆

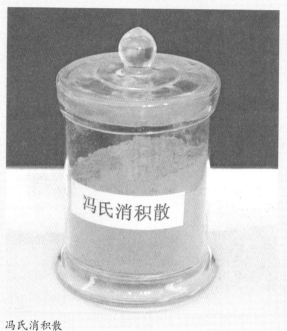

冯氏消积散 冯氏化痞膏

冯氏消积散

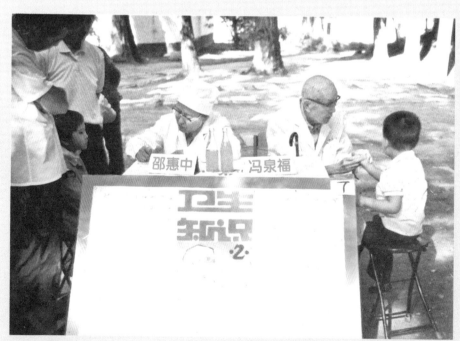

冯泉福参加义诊

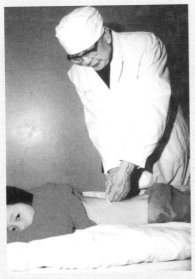

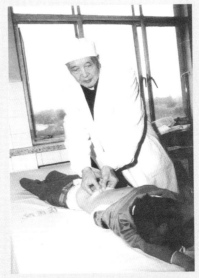

冯泉福为患儿做冯氏捏积治疗　　　　　　冯泉福演示冯氏捏积手法

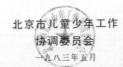

献　词

低头爱抚着身边的孩子，
抬头展望着祖国的未来。

"是哪位元帅下的命令，
把十个兵种的三十万大军，
从四面八方，齐刷刷地
　　开进孩子中间？"

"啊，社会主义祖国，
　　是我们的元帅。
我们三十万人的胸怀里，
都有一颗热爱祖国的心！"

冰心

注：十个兵种、三十万大军，指北京市各条
战线，从事儿童少年工作的全体同志。

冯泉福同志：

您在抚育、培养、教
育儿童少年工作方面做
出了显著成绩。被评为
1983年北京市儿童少年
先进工作者。

北京市儿童少年工作
协调委员会
一九八三年五月

冯泉福荣获1983年北京市儿童少年先进工作者

目
CONTENTS
录

目 录
CONTENTS

目
CONTENTS
录

第一章

冯氏捏积疗法的历史

冯氏捏积疗法有 150 多年的历史，是享誉北京城的中医特色疗法，其在全国也有很大的影响力。冯泉福教授是冯氏捏积疗法的第四代传人，在北京中医医院建院之初，到儿科主持捏积室工作，几十年来冯老解除了成千上万儿童的病痛之苦，也使冯氏捏积疗法得以传承和发展。

冯氏捏积疗法是在北京地区享有盛誉的中医特色疗法,冯泉福教授和冯氏捏积疗法在全国尤其是北京地区有很大的影响力和良好的口碑,到冯泉福教授(1902—1989)这一代,已历经四代,有150多年的历史。

 冯氏捏积疗法的起源

冯泉福教授是满族人,其祖辈随多尔衮进京,因为是旗人,可以拿朝廷的饷银,生活富足有保障,因此早年冯家并不以此为生,只是有亲戚朋友介绍过来的人才给看病治疗,也不收费,病看好后,患儿的父母往往会送些礼品作为酬谢。冯氏医家从清朝末年开始在北京从事小儿的捏积医疗工作,其父冯沛成老先生精通祖传的捏积术,又擅长祖传的冯氏化痞膏及冯氏消积散的炮制。1923年,年仅21岁的冯泉福先生正式随父亲冯沛成老先生系统学习冯氏捏积疗法和冯氏消积散、冯氏化痞膏的制作。清朝覆灭后,特别是日本侵华时期,由于冯家生活日渐窘迫,加上前来求医的人也逐渐增多,在1940年冯家诊所正式开业行医,当时主持诊所的就是冯泉福先生和他的父亲冯沛成老先生,这种情形一直延续到新中国成立以后。

 冯氏捏积疗法的创立

1940年冯氏医家在北京西城区众议院夹道4号的住所内正式成立"冯大夫诊所",对外应诊。古老的捏积疗法,经冯氏医家四代精心钻研,逐步形成了冯氏捏积疗法的特有风格。在治疗手法上,其以推法为先导,同时配合了推、捏、捻、放、提、揉和按等手法;在治疗方法上,以手法治疗为主,同时配合口服冯氏消积散和外敷冯氏化痞膏。冯氏捏积疗法简便、疗效明显,得到老百姓的称赞和认可。

 ## 三 冯氏捏积疗法的传承和发展

新中国成立后,冯氏捏积疗法以它显著的疗效、简易的方法、低廉的价格深受广大百姓欢迎。前来就医的人数日益增多,冯沛成老先生因为年事已高,改由冯泉福先生主持诊疗工作,冯泉福先生的大姐、四弟、五弟、侄女也先后从事冯氏捏积工作。

当时的情况是,一年中除农历正月初一至初五休息外,其余 360 天日日应诊。每年夏季,尤其立秋前后,是就诊高峰,每天前来捏积的患儿成百上千,在诊所的院内搭一座高天棚,将长条板凳放在东、南、西三面供患儿家长坐,让小孩趴在大人腿上将脊背露出,捏完后马上让出座位给等在后边的人,由于患儿太多,从事捏积治疗操作的人工作量非常大。据冯老的家人回忆,每天天不亮就能听见门外排队候诊的嘈杂声,冯家诊所每天清晨 5 点钟开门看诊,此时门外早已排起了蜿蜒的长队,到八九点钟时等候捏积诊疗的队伍可以沿着胡同拐几个弯一直排到胡同口。队伍旁边是卖各种食物、儿童玩具的小贩,十分热闹。一般到上午 11 点左右,病人才能逐渐少下来,有时到中午 12 点还不能结束。在这个季节冯家是全家出动。冯泉福先生和四弟、五弟负责诊疗和捏积,冯泉福先生的大姐、侄女负责发放冯氏消积散和冯氏化痞膏,其他家人负责维持排队秩序。每天捏积治疗结束后,冯泉福先生的衣服被汗湿透了,都能拧出水来。一天的工作结束后,冯家人还要把病人队伍经过的胡同打扫干净。捏积需要连续捏 6 天,第 4 天免费发给适量的冯氏消积散,第 5 天需要家长买膏药,有些经济不富裕的家庭,冯家知道了也不收费,相当于免费给予治疗。

冯家诊所制作"冯氏消积散""冯氏化痞膏"的药材大部分是从当时位于宣武门内大街的同春堂药店购进的,都是选上好的药材,有时药店进了好药如麝香等,也会主动通知冯家诊所。冯氏消积散就是用同春堂药店加工轧好单味药材的药面,经冯家诊所加工过箩后按药量精心配制而成的。据冯老的家人回忆,熬制化痞膏需要连续制作几天,膏药熬制的前一天需将药材分好,将先下的药放入经过长时间沉淀澄清的香油内浸泡。熬膏药用风箱灶火,以便于随时控制熬制火候的大小。熬制膏药主要由冯沛成老先生坐镇指导,熬膏药时要用桃木棍不停地搅动,看火候按次序下药。熬制一锅需要一个多小时,每天要熬两三锅。熬好的膏药放入凉水中冷却形成药坨,取出后码放在屋檐下任风吹雨淋,为的是消除膏药的"火气",否则贴在皮肤上容易起疱。制作膏药时将膏药坨放入小铁锅内火上烊化,用戥子称重保证一定的重量,摊在白布上待凉后对折收起。膏药一般是提前几天做好,时间长了也会变老失去黏性。在发放膏药时要叮嘱家长膏药要放在火旁慢慢烤软,不能放在蒸锅上熥热,以防麝香等可挥发药随热蒸气跑掉影响疗效。

冯氏医家在几十年的制作膏药的实践中总结出不少的宝贵经验,概括起来就是"选料优良、精工细作、掌握火候"。在选用药材时,均选用上等药材,甚至连所用的香油,为了净化清洁,都要放置一年,沉淀过滤后方可使用。在制作膏药过程中掌握好"火候"对保证药膏的质量尤为重要,火候不足,膏药使用时容易滑脱移位,火候过大,可使膏药失去黏性,不易敷贴。

1954年冬,中国医学科学院儿科研究所派了两位女大夫来到冯家诊所考察冯氏捏积疗法,对确诊为有"积"的患儿进行了临床观察,分别在捏积治疗前、捏积期间、吃药后、治疗6天后及1个月后等不同阶段,用西医方法对患儿进行检查、化验,并根据患儿及其家长叙述的症状改善情况来确认捏积疗法是否有效。经过临床观察,答案是肯定的。1956年在中国医学科学院儿科研究所的帮助下初步总结整理了冯氏捏积疗法,形成了最初的冯氏捏积疗法的文字资料。

1956 年冯泉福先生受聘参加了北京中医医院半日工作。1959 年 11 月冯泉福先生响应国家的号召，毅然关闭了自家的诊所，放弃了丰厚的收入，正式到北京中医医院工作，担任儿科捏积室负责人，主持捏积室工作，带徒传授冯氏捏积疗法。冯泉福先生向医院献出了"冯氏消积散"和"冯氏化痞膏"的祖传秘方，并捐献了冯家保存的用于制作膏药的18 两麝香。同时，冯泉福先生的四弟、五弟、二侄女也到北京市二龙路医院参加了工作，从事冯氏捏积治疗工作。至此"冯大夫诊所"完成了历史使命，而冯氏捏积疗法开始了新的里程。

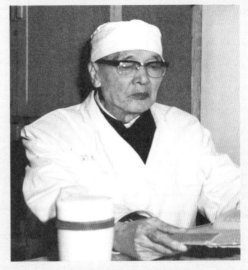

四　冯泉福先生获得的荣誉

　　冯泉福先生在取得医生资格后受到党和政府及社会的重视，1956 年被北京市西城区卫生局指定为中医组组长，主要是组织个体开业的中医大夫开展活动。当时的《健康报》《北京日报》《北京晚报》等多家媒体对冯氏捏积疗法进行了相关报道，中国医学科学院的院刊《医药卫生快报》也介绍了冯氏捏积疗法的有关活动。京城四大名医之一施今墨老先生特别邀请冯泉福先生去他家，并询问冯氏捏积疗法治疗的情况。施老先生在收徒弟时还特别邀请冯泉福先生做嘉宾。

冯泉福先生先后担任北京市西城区第二、第三届政协委员；1958年还被选为西城区第三届人大代表。在冯家搬到东城区府学胡同后，他又被聘为东城区政协委员。1958年他加入中国农工民主党，参加了农工民主党组织的各种医学学术活动，曾多次在学术会议上介绍冯氏捏积疗法。1962年1月5日，他还受到陈毅、聂荣臻、陆定一的邀请，出席了在人民大会堂宴会厅举行的新年宴会。1966年他被聘为北京市中医学会理事，这期间他撰写发表了《冯氏捏积疗法概要》(《中医争鸣》第11期)、《话说捏积》(《北京中医》1958年第6期)、《捏积疗法的临床应用》等论文，为中医学会举办的各种培训班、进修班编写了冯氏捏积疗法讲义并授课，积极参加北京中医医院儿科围绕捏积开展的科研活动。1983年5月，冯泉福教授被评为"北京市儿童少年先进工作者"；同年6月，在他不再担任北京市中医学会理事后，被聘为儿科学科顾问。1985年，他作为代表参加了"北京市统战系统为四化服务先进集体和先进个人代表表彰大会"。1986年获得北京市卫生局授予的从事中医工作30年荣誉证书。1987年被北京中医药学术研究促进会聘为理事。1987年11月应邀出席了在北京召开的自然医学国际会议。

北京中医医院建院之初，冯泉福先生和京城众多名老中医一样，响应国家的号召，毅然放弃了自家的私人诊所和丰厚的收入，到北京中医医院儿科主持捏积室工作，几十年来冯老为成千上万的儿童解除了病痛之苦。高峰时期，冯氏捏积疗法每年治疗的患者量达10万人次以上。冯泉福先生行医60余年，技术精益求精，以娴熟的手法和良好的疗效而享誉京城。许多人提及北京中医医院儿科，就自然联想到冯氏捏积疗法，在北京地区，甚至全国都有很大的影响力。

从北京中医医院1956年成立至今，儿科捏积室一直传承、开展冯氏捏积疗法。医院专为冯泉福教授配备了多名徒弟及研究助手，对冯氏捏积疗法进行研究。1980年开展了冯氏捏积疗法对疳积小儿小肠吸收功能的影响研究；1981年开展冯氏捏积疗法对小儿胃泌素功能的观察研究；1983年开展冯氏捏积疗法对小儿尿淀粉酶活性的影响及胰功肽影响研究；1995年开展次声治疗仪模拟冯氏捏积疗法治疗小儿厌食症临床疗效研究；1999 年开展了冯氏化瘀膏剂型改革——化积膜研制及临床实验研究；2001 年开展了冯氏捏积疗法对小儿缺铁性贫血的临床观察研究；2007 年进行了冯氏捏积疗法治疗小儿厌食症的研究；2010 年进行了冯氏捏积疗法规范化研究及治疗脾胃气虚型小儿厌食的观察研究。

目前，对于冯氏捏积疗法的研究已经获得 10 余项科研成果，已发表研究冯氏捏积疗法的相关论文 30 余篇。1985 年由冯泉福教授的助手佘继林主任医师，对冯氏捏积疗法的中医机理进行了整理，并出版了《冯氏捏积疗法》，2012 年又出版了《小儿捏积疗法》。

1984 年北京中医医院儿科举办了"全国冯氏捏积疗法学习班"，全国各地的 30 多名儿科医师参加了培训学习，在学习班上冯泉福教授亲自讲课、现场演示冯氏捏积手法。此后北京中医医院儿科先后组织了多次冯氏捏积疗法的学习班，培训进修医师、社区医师。自 2008 年开始，北京中医医院与商务部联合举办"发展中国家传统医学保健技术培训班""发展中国家传统医学妇幼保健技术培训班"，每年一届，每届培训班冯氏捏积疗法都是重点的讲座、演示内容，受到来自世界各国的医务人员的欢迎。

2011 年北京中医医院儿科依托北京市科学技术委员会"首都特色临床医学应用"课题项目，通过北京中医医院图书馆、文献馆、声像室和中国期刊全文数据库，搜集冯氏捏积疗法创始人冯泉福教授的学术思想及对该疗法的文字、录像记录资料，以及冯泉福教授助手、学术继承人关于该疗法的文字、录像资料和早期关于冯氏捏积疗法的临床研究文献。经过科学研究及临床疗效验证，编著了冯氏捏积疗法的规范化操作文本、冯氏捏积疗法规范化治疗小儿厌食症技术操作规范文本、捏积疗法文献汇编、冯氏捏积疗法大事记、冯氏捏积疗法基层推广文本，弥补了多年来缺乏完整的技术操作规范和没有形成一套完整的技术诊疗规范文本的不足，为冯氏捏积疗法的临床推广提供了科学依据。

同时通过翻阅大量历史资料，走访冯老家人，拍摄了反映冯泉福老中医学术思想和行医历程的宣传片《誉载京城"捏积冯"》及冯氏捏积疗法规范化技术操作光盘《冯氏捏积疗法（中英文版）》。拍摄冯老与冯氏捏积疗法的渊源，为后人留下宝贵的历史资料，也是对中医独特疗法的传承与发展。

　　冯氏捏积疗法被国家中医药管理局推荐入选科技惠民计划先进科技成果，"冯氏捏积手法治疗小儿缺铁性贫血（脾胃虚弱型）的临床应用研究"入选国家中医药管理局特色诊疗项目，冯氏捏积疗法入选北京市中医管理局"百人百项计划"、北京市公民中医药健康素养基本知识与技能。同时北京中医医院被列为中医特色诊疗项目培训基地单位。2009年冯泉福教授的家人将已有200多年历史的冯氏医家早年开办"冯氏诊所"时制作冯氏化痞膏使用的浸泡中药的大缸捐献给了北京中医医院，同时捐献了关于冯氏捏积疗法的部分资料和照片。北京中医医院极为重视，医院党委副书记、院办主任亲自前往冯老家接受捐赠，在捐赠仪式上向冯老的家人颁发荣誉证书和纪念品。2010年北京中医医院成立院史馆，将大缸作为馆内藏品永久展示。冯氏捏积疗法这个早年流传于民间的实用医疗技术，经过几代人长期不断地发掘、发展、提高、推广，成为祖国医学宝库中的一朵奇葩，能够在临床上更好地为人民群众服务。

微信扫描二维码
免费看教学视频

第二章

冯氏捏积疗法概述

在中医推拿疗法中，捏法是其中之一，在捏法中有作用于人体脊背部的穴位进行治疗的方法，故以其治疗部位命名，叫捏脊。捏脊又称为捏积，有治疗疳积、积滞的含义。

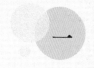 **一 推拿概要**

小儿推拿古代称作小儿按摩,是以中医理论为指导,应用各种手法作用于小儿机体,以调整人体的脏腑气血功能,从而达到防病治病的目的。

按摩的历史悠久,早在远古时期,人们就有了摩擦生热,可用其热来暖身、活血、镇痛的感性认识。并在长期的实践中,逐步积累了按摩治病的经验。

迄今为止,在我国最早的、长沙马王堆出土的医学专著《五十二病方》中,即有"匕周婴儿瘛所"的记载,也就是用钱币刮法治疗小儿疾病。该书中还记载了十余种按摩手法。在医学经典《黄帝内经》中有"寒气客于肠胃之间,膜原之下,血不得散,小络急引故痛,按之则血气散,故按之痛止"的记载;又如"形数惊恐,经络不通,病生于不仁,治之以按摩醪药",意思是当人的形体多次遭受惊恐,造成经络不通,而发生麻木不仁,应当用按摩和服用药酒治疗。推拿疗法到了秦汉时期有了相当的发展,在《汉书·艺文志》上曾记有"黄帝岐伯按摩十卷"的书目,与此同时中医理论中的阴阳五行、营卫气血、经络学说也逐渐成形,给推拿疗法奠定了理论基础。

魏、晋、隋唐时期,按摩疗法开始盛行,在隋代就专门设有按摩博士的职务。唐代的"太医署"中也专门设立按摩科。唐代孙思邈在他的医学专著《千金要方》中以很大篇幅论述了小儿疾病的推拿疗法,特别是应用膏摩法的居多,如运用"五物甘草生摩膏方"膏摩治病防病。

明清时期,小儿推拿体系开始建立,其标志是《小儿按摩经》的问世和一批小儿推拿专著的诞生。《小儿按摩经》收录于明代杨继洲的《针灸大成》,其全面论述了小儿推拿的诊断方法、小儿推拿的常用八法及小儿推拿的穴位图谱。

由于小儿推拿的学说及理论的逐渐成熟,促进了小儿推拿手法的发展。从开始的单一手法,到后来的复式手法,手法逐渐增多。复式手法是在单一手法的基础上将多个穴位、多种手法联合应用,因此疗效也较单一手法更加显著。同时历代医家在长期大量的临床实践中不断探索总结,也归纳出了一些适合小儿的特定穴位，即小儿推拿的特定穴位。这些穴位大多分布在人体的头面部和四肢，所以小儿推拿的常用穴位既包括"经络学说"的十四经穴、经外奇穴，也包括了小儿推拿的特定穴位。

二　捏脊疗法的渊源

捏脊疗法源于小儿推拿，而小儿推拿又是中医推拿疗法的一个重要分支。小儿推拿的临床操作方法，最早的记载为《五十二病方》中的"婴儿病痫方""婴儿瘈方"。现在小儿推拿常用手法之捏脊，最早记载于晋代葛洪的《肘后备急方》，其载曰："拈取其脊骨皮，深取痛引之，从龟尾至顶乃止，未愈更为之。"此段文字描述了捏脊的适应证、操作手法及作用部位。隋唐时期，推拿按摩已渗透入儿科，并应用于小儿日常保健。《外台秘要》中有"疗小儿夜啼……又以儿母手掩脐中，亦以摩儿头及脊验"的记载。唐代大医家孙思邈的《千金要方》中有膏摩治疗多种小儿疾病的记载，并将膏摩用于小儿保健推拿。宋代《颅囟经》及钱乙的《小儿药证直诀》的问世，标志着儿科理论体系的形成，为小儿推拿的发展奠定了理论基础。钱乙在《小儿药证直诀》中，也有小儿推拿的记载，如"手掐眉目鼻面，甘桔汤主之"，其用掐法配合药物治疗"肺热"。《太平圣惠方》中载有膏摩治疗小儿病症的方法，如"粉摩法"，其治"小儿壮热"，浴后以粉摩之；用捏法治"小儿疬"；摩脐治"大便不通"等。明代以后，小儿推拿开始发展壮大，逐渐成为独立的学科。明代杨继洲的《针灸大成》中就记载有四明陈氏所著的《小儿按摩经》，这是我国现存最早的推拿按摩专著，而"推拿"一词最早见于明代万全的专著《幼科发挥》。同时代的小儿推拿著作，还有明代龚云林的《小儿推拿方脉活婴秘旨全书》，这是一部儿科推拿专著，其论述了小儿推拿理论及具体操作，其论述多以歌赋形式出现，图文并茂，便于临床掌握应用，被誉为"推拿最善之本"。本书详尽论述了小儿的生理、病理、诊察及小儿推拿的原理等,广为后世引用。清代小儿推拿的理论基础更加成熟,临床应用更加广泛,同时涌现出了大批对后世影响深远的著作,如熊应雄所著的《小儿推拿广义》、骆如龙所著的《幼科推拿秘书》、周松龄的《小儿推拿辑要》、张振鋆的《厘正按摩要术》、夏禹铸的《幼科铁镜》等。

　　小儿推拿是以中医辨证理论为基础,通过穴位点按及推拿手法以调节脏腑、疏通经络、调和气血、平衡阴阳,从而达到改善儿童体质、提高机体免疫力的治疗、保健作用。其以中医的阴阳气血、经络等基础理论为指导,临床辨证配穴,通过推拿手法对穴位及经络进行刺激,十二经脉、奇经八脉、十二经别、十五络脉,纵横交错,出入表里,通达上下,完成联络脏腑之功用;腧穴亦可以治疗脏腑的病变,可使气血运行,抵御病邪。小儿推拿不同于成人推拿,有相当数量的小儿推拿特定穴,是小儿推拿在其发展过程中,前人通过摸索总结出的既便于操作,又具有良好临床疗效的穴位,经穴合用,以合阴阳、通经络、调脏腑、培元气,使阴平阳秘,气血调畅,各脏腑器官功能协调,祛病健身。由此可知,经络、腧穴与脏腑的联系及经络、腧穴的功能作用是小儿推拿作用的根本。

　　捏脊疗法最早可追溯至我国的魏、晋时期。在晋代,当时出现了一位中医名家,他就是葛洪,葛洪在他所著的医书《肘后备急方》中,最早记录了捏脊疗法的手法、作用部位以及所治的疾病。他在医书中写道:"拈取其脊骨皮,深取痛引之,从龟尾至顶乃止,未愈更为之。"说的是治疗突发性腹痛,让病人俯卧位,沿着病人背部的脊柱骨从下到上采用拈捏皮肤的方法进行治疗。此外,唐代大医家王焘在《外台秘要》一书中也记载了用手指夹取患者脊骨处皮肤,反复十余次,可治小儿夜啼的方法。清代的张振鋆在按摩专著《厘正按摩要术》中记载了蘸葱姜汁由颈部大椎穴向下直推至龟尾穴,治疗伤寒骨节疼痛的方法。随着医学的不断发展,在明朝专门设立了按摩科,为医学十三科之一,此时推拿名家辈出,推拿专著大量涌现,明清时期是小儿推拿较为兴盛的时期,推拿在民间广泛流传,发展了许多各具特色的推拿治疗方法,也形成了不同的推拿流派。关于捏脊手法的记载,散见于各类按摩专著中,直到 20 世纪 60 年代,捏脊疗法的专著才相继问世。

三 捏脊疗法的流派

　　捏脊疗法历史悠久、源远流长,是祖国医学的重要组成部分。千百年来在小儿疾病的防治中发挥了重要作用。捏脊疗法是祖国医学中的特色外治法,是古人在长期社会、医疗实践中逐步摸索出来的一种脱胎于古老按摩手法(捏、拿等手法)的小儿推拿疗法,经过历代医家探索完善,以中医基础理论为指导,拥有自己的独特理论体系,使用多种手法作用于人体脊背的经络、穴位,以调整人体脏腑、气血功能,从而达到防治疾病的目的。捏脊疗法常用以治疗小儿疳积、积滞等疾病,故又称为"捏积"。随着中医学的发展,捏脊手法出现不同的流派。南方地区捏脊时多采用三指捏法,双手手心朝下;北方地区以北京地区"冯氏捏积疗法"为代表,采用两指捏法,双手手心朝上。两种捏脊的不同之处:三指捏法捏、拿、提的力量相对小,主要刺激夹脊穴。因地域的影响,南方地区气候温暖,南方人肌肤薄,腠理疏松,采用较轻刺激即可激发阳气,故采用该手法者居多;两指捏脊捏、拿、提的力量相对大,同时双手食指紧贴抵住脊柱的皮肤,可以加重刺激督脉及膀胱经。因北方地区天气寒冷,北方人肌肉丰厚,皮肤坚实,腠理紧闭,宜重刺激,故采用该种疗法者居多。

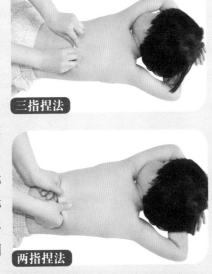

三指捏法

两指捏法

1. 基本操作手法

（1）三指操作捏脊：以拇指横抵于皮肤，食指、中指两指置于拇指前方的皮肤处，以三指指腹相对用力捏拿肌肤，两手交替捻动向前。同时拇指向上推移，至大椎穴止为一遍，如此反复捏拿，在捏拿三下或五下的同时提拿一次，临床称为"捏三提一""捏五提一"。

（2）两指操作捏脊：双手腕关节略向尺侧偏斜，食指中节桡侧横抵于皮肤，拇指置于食指前方的皮肤处，以拇指、食指捏拿皮肤，两手交替捻动向前，从下至上，龟尾至大椎穴为一遍，如此反复。其中一遍在捏拿的同时提拿一下，临床操作时可以根据情况选择不同的推拿部位和穴位重提。

2. 捏脊治疗时间及疗程

捏积疗程及间隔时间不等，一般每日治疗 1 次，连续 5 ~ 7 天为一个疗程，休息 2 ~ 7 天后可进行下一疗程的治疗。冯氏捏积疗法主要沿人体背部正中的督脉及督脉两侧旁开1.5寸的足太阳膀胱经操作。督脉的作用是统帅、督导全身阳气，调节全身阳经脉气，为"阳脉之海"。足太阳膀胱经的作用是藏津液、司气化、主排汗和排尿，在肺气的配合下敷布于体表，称之为太阳之气，所以膀胱经太阳经气有保卫体表、抗御外邪侵入的功能。督脉和足太阳膀胱经上有许多重要的腧穴，冯氏捏积疗法是沿着督脉和足太阳膀胱经的循行进行操作的，同时也刺激了这些腧穴，起到了协调脏腑、气血的作用，促进了小儿机体的机能活动。

四 冯氏捏积疗法

1. 冯氏消积散

冯氏消积散是冯氏祖传验方，是冯氏捏积疗法独有的，也是冯氏捏积疗法组成部分之一，由熟大黄、砂仁等药物组成，熟大黄清热消积滞，砂仁理气开胃和中,具有消积化滞、通便行气之功效。消积散在冯氏捏积疗法中使用,用于小儿疳积、消化不良、饮食停滞引起的小儿食滞积聚、停食停乳、腹胀、腹痛、胸脘痞闷、便秘等。

2. 冯氏化痞膏

冯氏化痞膏是冯氏祖传验方,在冯氏捏积疗法中使用,每一疗程贴敷一贴。冯氏化痞膏由大黄、当归、官桂、龟甲、麝香等药物组成。大黄、当归清热活血,龟甲软坚散结,官桂温阳和中,麝香香窜走络,具有消积化痞、散寒止痛之功效,将药材制成膏药外敷用于治疗小儿脾胃不和引起的停食停乳、腹胀腹痛、面黄肌瘦、夜啼不安等。

3. 冯氏捏积疗法操作手法

双手的中指、无名指、小指握成空拳状,食指半屈,拇指伸直并对准食指的前半段,双手手心相对朝上,从患儿尾椎下的长强穴(实际操作可从尾骨)开始,沿着督脉捏拿至大椎穴。如此循环,捏拿6遍。捏第5遍时,根据患儿不同的临床症状采用"重提"的提拿手法,有针对性地刺激背部的腧穴。最后一遍捏拿结束后,揉按肾俞穴10次。

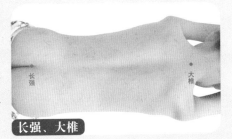

长强、大椎

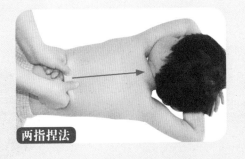

两指捏法

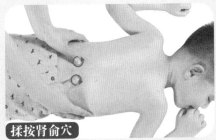

揉按肾俞穴

4. 冯氏捏积手法操作要领

冯氏捏积手法集推、捏、捻、放、提、揉、按操作手法之大成,包含了小儿推拿中的推法、捏法、捻法、放法、提法、揉法、按法等常用手法。

推法
操作者手心朝上,用双手的食指第 2、第 3 节的桡背侧紧贴着患儿脊骨部位的皮肤,双手交替,自下而上均匀而快速地向前推。

操作要领:双侧食指向前推动,力量不可过猛,如果力量过猛,容易出现滑脱,或划伤患儿的皮肤。

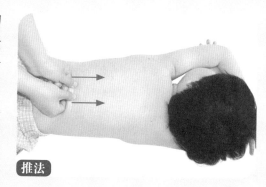

推法

捏法
操作者在上述推法的基础上,双侧拇指与食指合作,将患儿施术部位的皮肤捏拿起来。

操作要领:捏拿皮肤的面积及力量都要适中,捏拿面积过大,力量过重,影响施术的速度,患儿也会感到过度的疼痛,捏拿面积过小,力量过轻,患儿的皮肤容易松脱,而且刺激较弱,影响疗效。

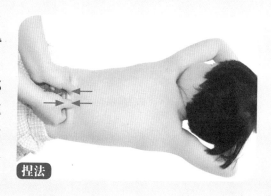

捏法

捻法
操作者在捏拿患儿施术部位皮肤的基础上,拇指与食指合作,向前捻动患儿的皮肤,移动施术的部位,左右两手交替进行,如果手法娴熟,看上去就像海浪向前滚动。

操作要领:左右两手配合要协调,向前捻动时不要偏离脊柱正中的督脉,捻动的力量要始终均匀适中,中途不能停顿,也不能松脱,一鼓作气,从督脉的长强穴一直操作到大椎穴。

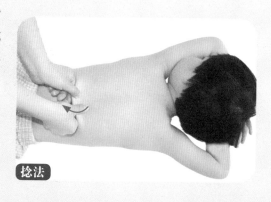

捻法

放法

是在推、捏、捻三个手法的综合动作后，随着捏拿部位的向前推进，皮肤自然恢复到原位的状态。

操作要领：手法操作要推、捏、捻、放一气呵成，时间掌握要得当，手法娴熟，使整个推拿过程有明显的节奏感。

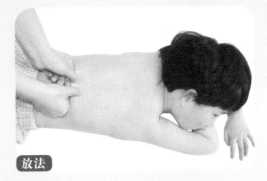

放法

提法

操作者在捏拿患儿脊背第5遍时，在患儿督脉两旁的足太阳膀胱经上的脏腑腧穴处（如大肠俞、胃俞、脾俞），用双手的拇指与食指合作分别将脏腑腧穴处的皮肤，用较重的力量在捏拿的基础上，向后上方用力牵拉一下。目的是通过这个手法，加强对某些背部脏腑腧穴的刺激，用以调整小儿脏腑的功能。

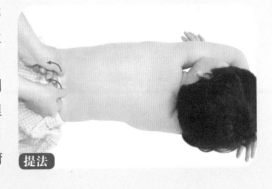

提法

操作要领：提拉方向要有一个向后上方的弧度，力度适中，不能强拉，这个手法如果运用得当，在重提的过程中可发出清脆的声响。重提穴位的选择，要根据不同的病症分别选取不同的穴位。

揉法和按法

揉法和按法在冯氏捏积疗法中是同时应用的，操作者在捏拿小儿脊背后，用双手的大拇指的指腹部在患儿腰部的肾俞穴处，在揉的动作中，适当地向下施以按压，揉按结合，也就是揉中有按，按中有揉。

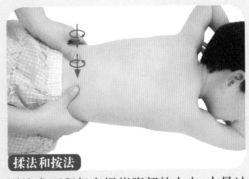

揉法和按法

操作要领：大拇指按压的力量不可过强，因施术面积仅有拇指腹部的大小，力量过强患儿会感到疼痛。

5. 冯氏捏积疗法穴位介绍

冯氏捏积疗法主要沿人体背部正中的督脉及督脉两侧旁开1.5寸的足太阳膀胱经操作。督脉的作用是统帅、督导全身阳气,调节全身阳经脉气,为"阳脉之海"。足太阳膀胱经的作用是藏津液、司气化、主排汗、排尿,在肺气的配合下敷布于体表,称之为太阳之气,所以膀胱经太阳经气有保卫体表、抗御外邪侵入的功能。在督脉和足太阳膀胱经上有许多重要的腧穴,冯氏捏积疗法是沿着督脉和足太阳膀胱经的循行进行操作的,同时也刺激了这些腧穴,起到了协调脏腑、气血的作用,促进了小儿机体的机能活动。

(1)督脉上的主要穴位

大椎【功用】清热解表。

【定位】人体后正中线上,第7颈椎棘突下凹陷中。

【主治】热病、恶寒发热、咳嗽、气喘等外感疾病,小儿惊风等神志病,项背痛,风疹,痤疮等。

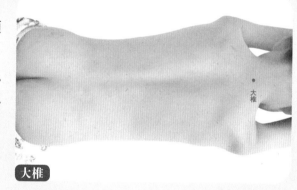

大椎

陶道【功用】解表清热。

【定位】人体后正中线上,第1胸椎棘突下凹陷中。

【主治】热病、咳嗽、气喘等外感疾病。

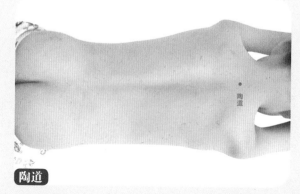

陶道

身柱【功用】宣肺清热,宁神镇咳。

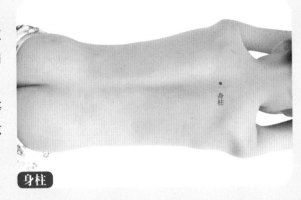

【定位】后正中线上,第3胸椎棘
突下凹陷中,约与两侧肩
胛冈高点相平。

【主治】身热、头痛、咳嗽、气喘等
外感疾病,惊厥等神志
病,腰脊强痛。

身柱

神道【功用】宁神安心,清热平喘。

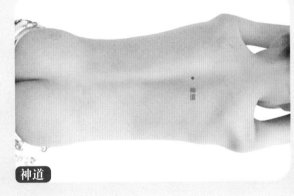

【定位】后正中线上,第5胸椎棘
突下凹陷中。

【主治】心痛、心悸、怔忡等心疾,
失眠等神志病,咳嗽,气
喘,肩背痛。

神道

至阳【功用】宽胸利膈。

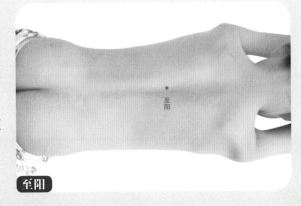

【定位】后正中线上,第7胸椎棘
突下凹陷中,约平肩胛骨
下缘连线。

【主治】胸胁胀满等肝胆病症,咳
嗽,气喘,腰背疼痛。

至阳

中枢 【功用】健脾利湿,清热止痛。

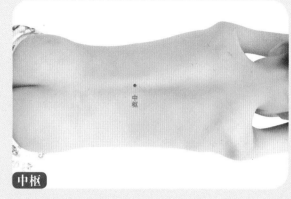

【定位】后正中线上,第10胸椎棘突下凹陷中。

【主治】呕吐、腹满、胃痛、食欲不振等脾胃病症。

脊中 【功用】健脾利湿,宁神镇静。

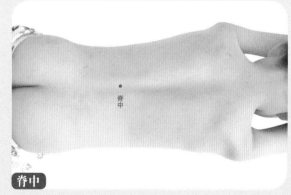

【定位】后正中线上,第11胸椎棘突下凹陷中。

【主治】小儿疳积,腹泻、脱肛、便血等肠腑病症。

命门 【功用】补肾壮阳。

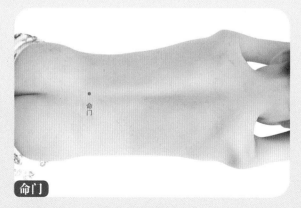

【定位】后正中线上,第2腰椎棘突下凹陷中。

【主治】小腹冷痛,腹泻,腰脊强痛、小便频数等肾阳不足病症。

腰俞【功用】清热除湿。

【定位】正当骶管裂孔处。

【主治】腹泻、便秘等肠腑疾病。

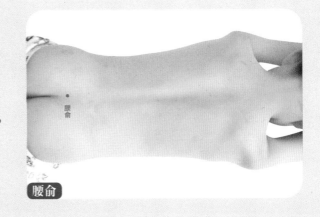

腰俞

（2）膀胱经上的主要穴位

肺俞【功用】解表宣肺，清热理气。

【定位】第3胸椎棘突下，旁开
1.5寸。

【主治】咳嗽、气喘等肺疾，盗汗
等阴虚病症。

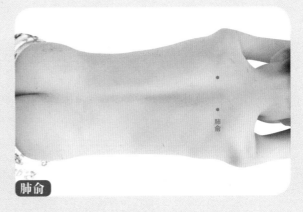

肺俞

心俞【功用】宽胸理气，通络安神。

【定位】第5胸椎棘突下，旁开
1.5寸。

【主治】惊悸、不寐等心与神志
病，咳嗽，盗汗。

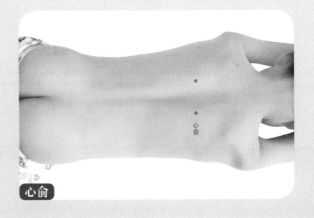

心俞

肝俞【功用】疏肝理气。

【定位】第 9 胸椎棘突下,旁开
　　　　1.5 寸。

【主治】目赤、目视不明等肝胆
　　　　病症。

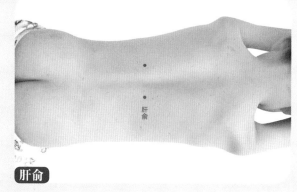

肝俞

脾俞【功用】健脾和胃,利湿升清。

【定位】第 11 胸椎棘突下,旁开
　　　　1.5 寸。

【主治】腹胀、纳呆、呕吐、腹泻、
　　　　水肿等脾胃病症。

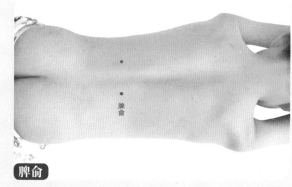

脾俞

胃俞【功用】和胃健脾,理中降逆。

【定位】第 12 胸椎棘突下,旁开
　　　　1.5 寸。

【主治】胃脘痛、呕吐、腹胀、肠鸣
　　　　等胃疾。

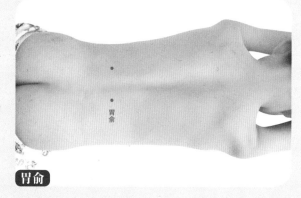

胃俞

三焦俞【功用】调理三焦,利水强腰。

【定位】第1腰椎棘突下,旁开
1.5寸。

【主治】肠鸣、腹胀、呕吐、腹泻等
脾胃病症,小便不利、水
肿等三焦气化不利病症。

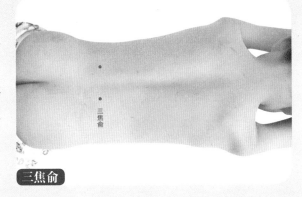

三焦俞

肾俞【功用】益肾助阳。

【定位】第2腰椎棘突下,旁开
1.5寸。

【主治】头晕、腰痛、遗尿等肾虚
病症。

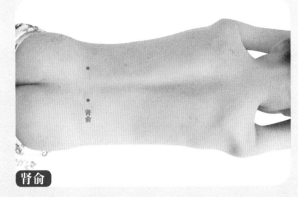

肾俞

大肠俞【功用】理气降逆,调和肠胃。

【定位】第4腰椎棘突下,旁开
1.5寸。

【主治】腹胀、腹泻、便秘等胃肠
病症。

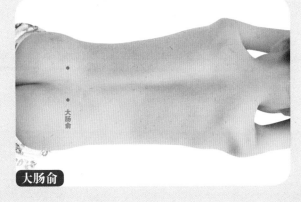

大肠俞

膀胱俞【功用】清热利湿。

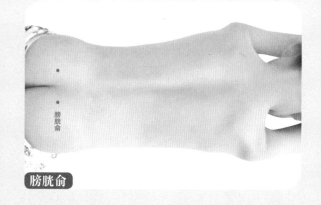

膀胱俞

【**定位**】第2骶椎棘突下,旁开
　　　　1.5寸,约平第2骶后孔。

【**主治**】小便不利、遗尿等膀胱气
　　　　化功能失调病症,腹泻,
　　　　便秘。

6. 配合推拿穴位和手法介绍

(1)头部穴位

太阳【功用】调和阴阳。

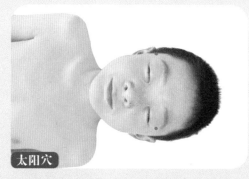

太阳穴

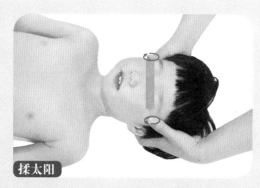

揉太阳

【**位置**】外眼角与眉梢连线的中点后方的
　　　　凹陷处,俗称太阳穴。

【**主治**】感冒、头痛,调整汗液。

【**操作**】用两拇指或中指螺纹面揉。

【**时间**】揉3分钟。

坎宫【功用】调节脏腑阴阳,醒脑明目。

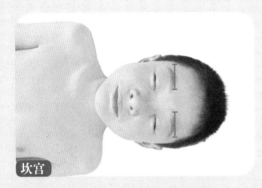

坎宫

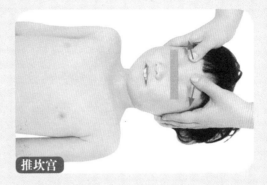

推坎宫

【位置】自眉头至眉梢成一横线处。

【主治】外感、鼻塞、头痛等。

【操作】两拇指自眉心向眉梢处分推。

【时间】推1分钟。

百会【功用】安神镇惊,醒脑益智,通调阴阳。

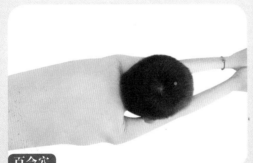

百会穴

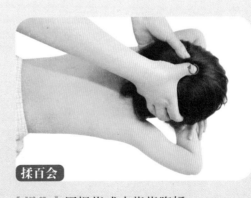

揉百会

【位置】头顶正中线与两耳尖连线的交
　　　　汇处。

【主治】夜啼、惊风、心烦不安等。

【操作】用拇指或中指指腹揉。

【次数】揉30次。

（2）胸腹部穴位

中脘【功用】健脾和胃，消食导滞。

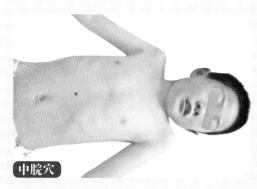

中脘穴

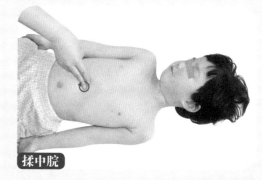

揉中脘

【位置】位于肚脐上 4 寸，胸骨下端剑突
至肚脐连线的中点处。

【主治】食积、脘腹胀痛、泄泻、便秘等。

【操作】用食指、中指螺纹面或拇指指
腹揉。

【次数】揉100次。

天枢【功用】理气导滞，调理肠胃。

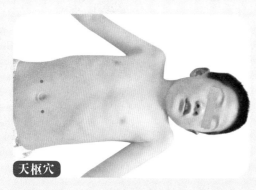

天枢穴

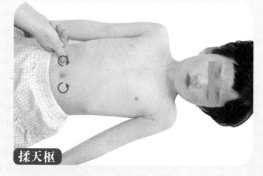

揉天枢

【位置】位于肚脐旁开 2 寸处，左右各一。

【主治】积滞、泄泻、便秘、腹胀、腹痛等。

【操作】用拇指或中指螺纹面揉。

【次数】揉100次。

腹【功用】调理脾胃,补脾虚,清胃肠热。

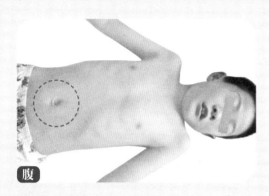

腹

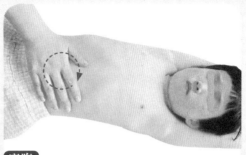

摩腹

【位置】腹部。

【主治】脾胃疾病。

【次数】摩 200 次。

【操作】用全手掌腹面或四指腹面轻贴腹部,以脐为中心,做环形运动,逆时针为补,顺时针为泻,逆顺交替为平补平泻。

腹阴阳【功用】调理脾胃。

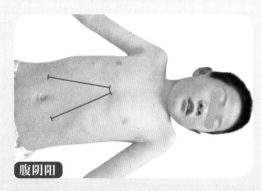

腹阴阳

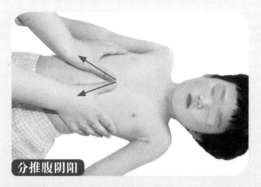

分推腹阴阳

【位置】腹部剑突至平脐处。

【主治】脾胃不和引起的腹痛、厌食、泄泻。

【操作】双手拇指从剑突沿游离肋斜向下分推至腹两侧,边推边向下移动,直到平脐为止。

【次数】推 50 次。

神阙 【功用】温中补气,消积导滞。

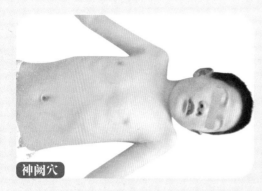

神阙穴

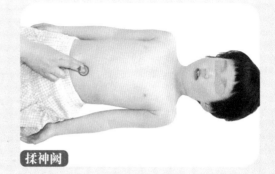

揉神阙

【位置】肚脐正中。

【主治】脾胃虚寒引起的久泻、脱肛,脾肾
阳虚所致的遗尿、水肿等。

【操作】用食指、中指螺纹面揉。

【次数】揉100次。

肚角 【功用】调理脾胃,消导止痛。

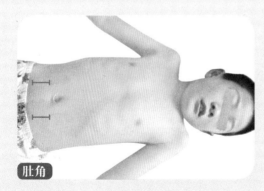

肚角

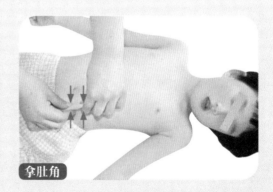

拿肚角

【位置】位于肚脐下2寸旁开2寸处。

【主治】脾胃不和引起的腹痛、便秘、腹
胀、夜啼等。

【操作】用双手拇指与食指、中指相对,向
深处拿捏、上提后放松。

【次数】左右各拿5次。

（3）腰背部穴位

肺俞【功用】润肺止咳。

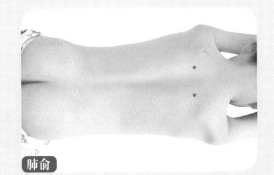

肺俞

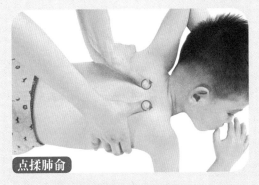

点揉肺俞

【位置】背部,在第3胸椎棘突下,旁开1.5
　　　　寸处,左右各一。

【主治】肺气不足引起的久咳、久喘、反复
　　　　感冒等。

【操作】用拇指螺纹面点揉,揉3次点1
　　　　次。捏积疗法中在肺俞穴处重提。

【时间】点揉1分钟。

厥阴俞【功用】开胸理气。

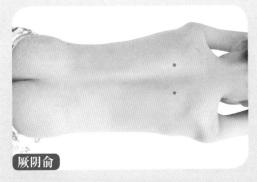

厥阴俞

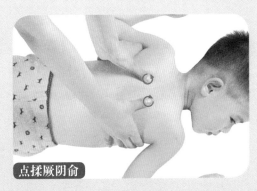

点揉厥阴俞

【位置】背部,在第4胸椎棘突下,旁开1.5
　　　　寸处,左右各一。

【主治】咳嗽、胸闷、呕吐、失眠。

【操作】用拇指螺纹面点揉,点1次揉3次。
　　　　捏积疗法中在厥阴俞穴处重提。

【时间】点揉1分钟。

心俞 【功用】散发心室之热。

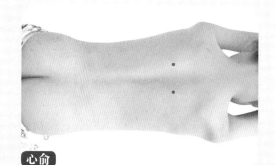

心俞

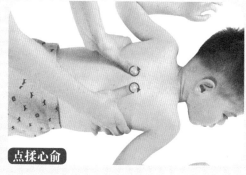

点揉心俞

【位置】背部,在第5胸椎棘突下,旁开1.5
　　　　寸处,左右各一。

【主治】惊悸不安、心烦、夜啼、咳嗽。

【操作】用拇指螺纹面点揉,点1次揉3
　　　　次。捏积疗法中在心俞穴处重提。

【时间】点揉1分钟。

肝俞 【功用】疏肝清热,通络利咽。

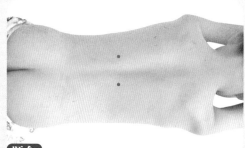

肝俞

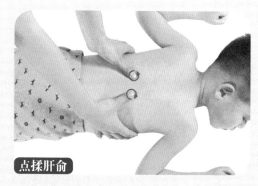

点揉肝俞

【位置】背部,在第9胸椎棘突下,旁开1.5
　　　　寸处,左右各一。

【主治】肝热引起的目赤、咽喉肿痛。

【操作】用拇指螺纹面点揉,点1次揉三
　　　　次。捏积疗法中在肝俞穴处重提。

【时间】点揉1分钟。

脾俞【功用】调理脾胃，健脾助运。

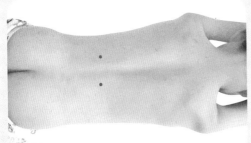

脾俞

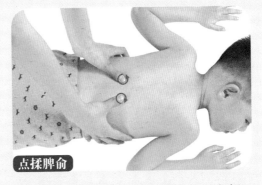

点揉脾俞

【位置】背部，在第 11 胸椎棘突下，旁开
1.5 寸处，左右各一。

【主治】脾虚引起的厌食、便秘、食积、腹
泻、脘腹胀满等。

【操作】用拇指螺纹面点揉，点 1 次揉 3
次。捏积疗法中在脾俞穴处重提。

【时间】点揉 1 分钟。

胃俞【功用】和胃健脾，理中降逆。

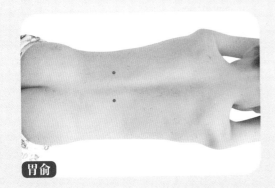

胃俞

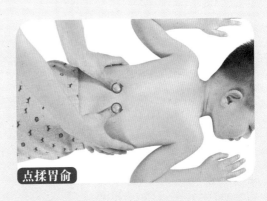

点揉胃俞

【位置】背部，在第 12 胸椎棘突下，旁开
1.5 寸处，左右各一。

【主治】食积、胃脘胀痛。

【操作】用拇指螺纹面点揉，点 1 次揉 3
次。捏积疗法中在胃俞穴处重提。

【时间】点揉 1 分钟。

三焦俞【功用】清利三焦之热。

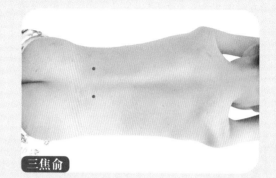

三焦俞

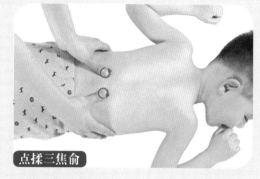

点揉三焦俞

【位置】背部,在第1腰椎棘突下,旁开1.5寸处,左右各一。

【主治】食积、便秘、脘腹胀。

【操作】用拇指螺纹面点揉,点1次揉3次。捏积疗法中在三焦俞穴处重提。

【时间】点揉1分钟。

肾俞【功用】补肾固本。

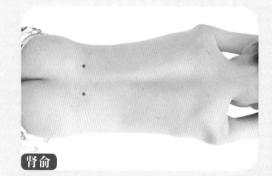

肾俞

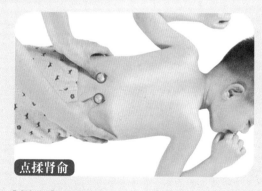

点揉肾俞

【位置】腰部,在第2腰椎棘突下,旁开1.5寸处,左右各一。

【主治】先天不足引起的小儿发育不良、遗尿、水肿等病。也常用作保健穴位,固本培元。

【操作】用拇指螺纹面点揉,点1次揉3次。捏积疗法中在肾俞穴处点揉。

【次数】揉5~10次。

大肠俞【功用】调理胃肠。

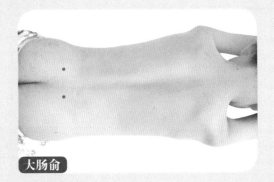

大肠俞

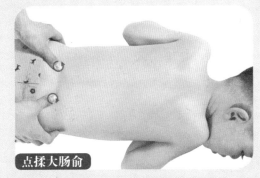

点揉大肠俞

【位置】腰部,在第4腰椎棘突下,旁开1.5
　　　寸处,左右各一。

【主治】小儿消化不良、便秘、泄泻等病。

【操作】用拇指螺纹面点揉,点1次揉3次。
　　　捏积疗法中在大肠俞穴处重提。

【次数】揉5～10次。

七节骨【功用】上推为补,治疗虚寒;下推为泻,治疗实热证。

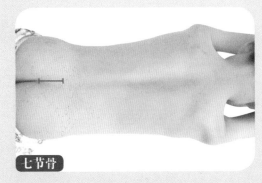

七节骨

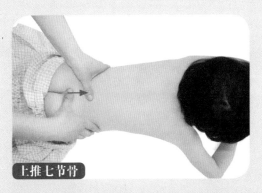

上推七节骨

【位置】第4腰椎至尾骨端。

【主治】上推为补,治疗寒证、虚证引起的
　　　泄泻、厌食、遗尿、脱肛;下推为
　　　泻,治疗热证、实证引起的烦躁不
　　　安、咳喘、便秘等病。

【操作】拇指自下而上推称为上推七节
　　　骨,拇指自上而下推称为下推七
　　　节骨。

【次数】推50～100次。

龟尾 【功用】调理大肠。

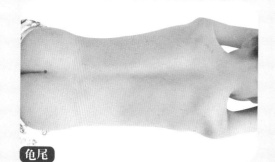

龟尾

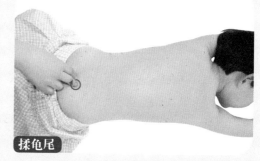

揉龟尾

【位置】位于尾骨末端的凹陷处。

【主治】泄泻、脱肛、腹胀、便秘等疾病。

【操作】用食指或中指指端揉。

【次数】揉 30 次。

脊 【功用】适用于脾胃、肺系、肾系疾病,补虚泻实。

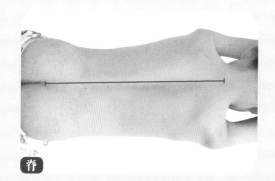

脊

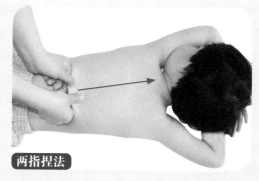

两指捏法

【位置】人体背部正中脊柱。

【主治】小儿厌食、食积、脾胃不和、疳积、便秘、反复感冒、咳喘、遗尿等。是常用的保健穴位,可以健脾助运、益智强体。

【操作】冯氏捏积疗法的部位。可使用推法、捏法、提法、揉法等各种手法。

【次数】操作 6 遍。

（4）上肢部位穴位

脾经【功用】健脾消滞。

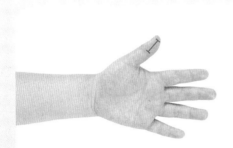

脾经

【位置】大拇指末节螺纹面。

【主治】厌食、泄泻、积滞、疳积、神疲乏力等。

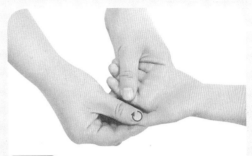

补脾经

【操作】用拇指螺纹面揉、按并作。

【次数】揉按 100 次。

肝经【功用】平肝清热，疏肝镇惊。

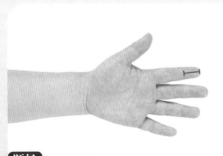

肝经

【位置】食指末节螺纹面。

【主治】烦躁、惊风、夜啼等。

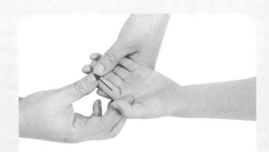

清肝经

【操作】从食指指根推向指尖为清肝经。

【次数】直推 100 次。

大肠经【功用】调理胃肠。

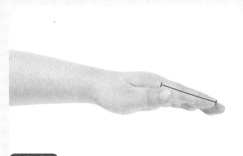

大肠经

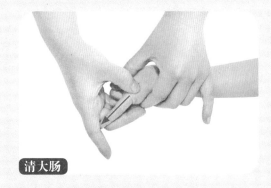

清大肠

【位置】食指桡侧缘。

【主治】脾胃不和引起的便秘、厌食等。

【次数】推100次。

【操作】由虎口推向指尖为清大肠,由指尖推向虎口为补大肠,来回推为调理大肠。

心经【功用】清心热、益心气。

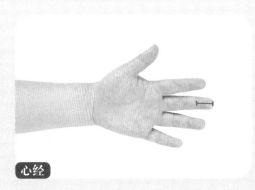

心经

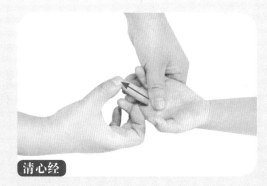

清心经

【位置】中指末节螺纹面。

【主治】热扰心经引起的烦躁、夜啼、口疮、小便短赤,以及心气不足导致的心神不宁等。

【操作】由中指指根推向指尖为清,由指尖推向中指指根为补。

【次数】推100次。

肺经【功用】清肺止咳，补肺固表。

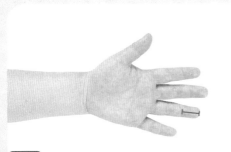

肺经

【位置】无名指末节螺纹面。

【主治】感冒、咳嗽、哮喘、鼻塞流涕、咽喉不利，肺气虚引起的久咳久喘、哮喘缓解期、反复感冒、自汗等。

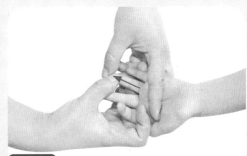

清肺经

【操作】从无名指指根推向指尖为清，反之从指尖推向指根为补。

【次数】直推 100 ~ 200 次。

四横纹【功用】消导化积。

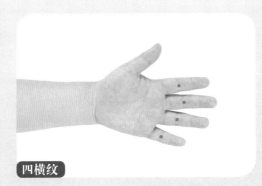

四横纹

【位置】即双手掌面食指、中指、无名指、小指第一指间关节横纹处。

【主治】食积、脘腹胀、厌食、疳积等。

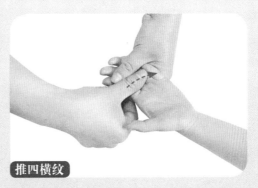

推四横纹

【操作】用拇指螺纹面从食指横纹处向小指横纹处直推。

【次数】推 50 ~ 100 次。

肾经【功用】补肾固本。

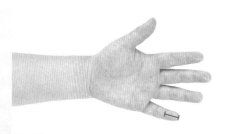

肾经

【位置】小指末节螺纹面。

【主治】肾虚引起的遗尿、泄泻等。

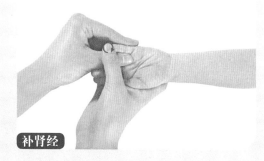

补肾经

【操作】用拇指螺纹面旋推为补肾经。

【次数】旋推 100 次。

肾顶【功用】补肾固元。

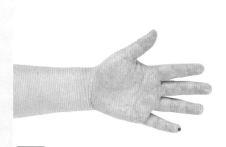

肾顶

【位置】小指顶端。

【主治】肾虚骨弱,自汗盗汗。

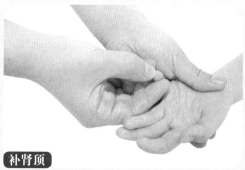

补肾顶

【操作】用拇指掐小指指尖为补肾顶。

【次数】掐 30 次。

手阴阳【功用】平衡阴阳,调理气血。

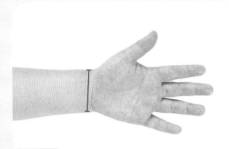

手阴阳

【位置】手腕部大横纹,其中点为总筋穴,横纹两端桡侧为阳池穴,尺侧为阴池穴,合称手阴阳。

【主治】实热引起的烦躁、口疮、夜啼、惊风等。

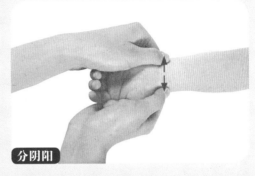

分阴阳

【操作】用双手拇指自总筋穴分推至阴池穴、阳池穴。

【次数】分推 30 ~ 50 次。

内八卦【功用】调理气机,宽胸降气。

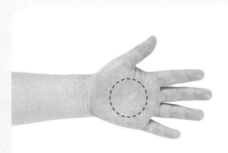

内八卦

【位置】手掌面,以掌心为中心,从中心至中指指根距离的 2/3 为半径所作的圆周。

【主治】胸闷、咳嗽、气喘、呕吐、厌食等。

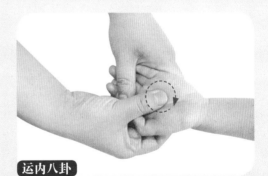

运内八卦

【操作】常用运法,用拇指螺纹面自小儿手掌小鱼际处启运,沿顺时针方向经大鱼际至起始处,为运内八卦。反之为逆运内八卦。

【次数】操作 100 次。

胃经 【功用】清胃热,降逆消导。

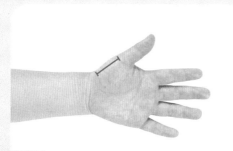

胃经

【位置】大鱼际外侧,赤白肉际之间。

【主治】胃热引起的口臭、口疮、呕吐、
呃逆、便秘、腹胀等。

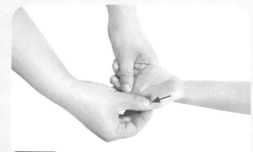

清胃经

【操作】从掌根方向向拇指指根方向直推
为清胃经,反之为补胃经。

【次数】推 100 次。

板门 【功用】消导化滞。

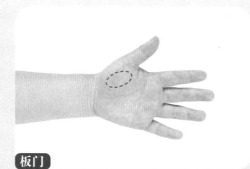

板门

【位置】手掌大鱼际平面。

【主治】食积、食滞、厌食、腹胀、腹痛等。

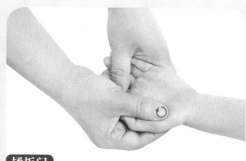

揉板门

【操作】用拇指螺纹面揉按。

【次数】揉按 300 次。

小天心【功用】疏风清热通络。

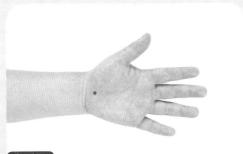

小天心

【位置】大小鱼际交界之凹陷处。

【主治】夜啼、小便不利、高热惊风等。

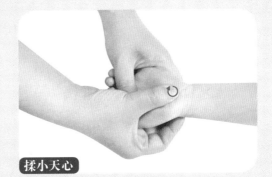

揉小天心

【操作】用拇指螺纹面揉按,也可用捣法,
　　　　称为捣小天心。

【次数】揉按 30 ~ 50 次。

外劳宫【功用】温阳,升提阳气。

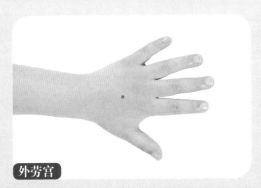

外劳宫

【位置】手背第 2、第 3 掌骨间凹陷处,与
　　　　内劳宫相对处。

【主治】泄泻、遗尿、汗出。

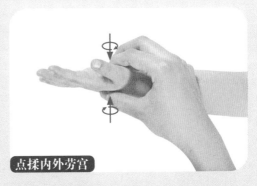

点揉内外劳宫

【操作】以拇指、食指相对揉按内外劳宫,
　　　　也可单揉内劳宫或外劳宫。

【时间】揉按 3 分钟。

三关【功用】温补气血。

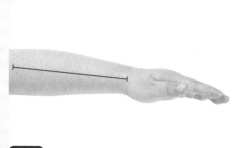

三关

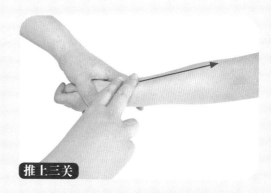

推上三关

【位置】前臂桡侧,腕横纹至肘横纹处。

【主治】虚寒证、厌食、自汗。

【操作】食指、中指并拢,自腕横纹向上推
　　　　至肘横纹。

【次数】推 30 ~ 50 次。

六腑【功用】通腑泄热。

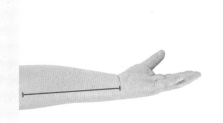

六腑

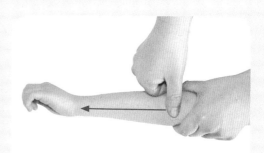

退六腑

【位置】前臂尺侧,从腕横纹至肘横纹处。

【主治】实热引起的口臭、口疮、食积、咽
　　　　喉肿痛、便秘等。

【操作】从肘横纹推至腕横纹。

【次数】推 100 次。

（5）下肢部位穴位

足三里【功用】健脾补气。

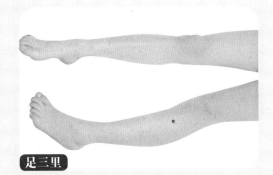

足三里

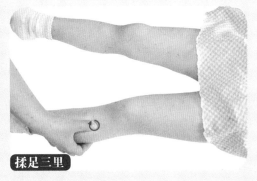

揉足三里

【位置】外膝眼下 3 寸,胫骨旁开 1 寸处。

【主治】脾胃虚弱引起的反复感冒、厌食、
痞积等,是常用的保健穴位。

【操作】以拇指揉。

【次数】揉 50 次。

阳陵泉【主治】调和阴阳,舒筋和络。

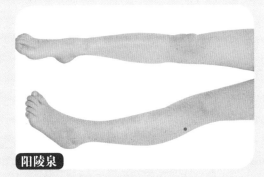

阳陵泉

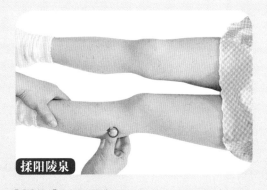

揉阳陵泉

【位置】小腿外侧,腓骨头前下缘凹陷处。

【主治】五迟、五软、发育不良。

【操作】以拇指揉。

【次数】揉 30 次。

7. 冯氏捏积疗法的饮食禁忌

在治疗小儿疳积的过程中,为了达到满意的治疗效果,一些影响或减弱治疗效果的饮食也应在施术中和施术后加以禁止,主要是芸豆、醋和螃蟹。

◎ 芸豆是一种扁豆成熟后的种子,颜色紫红,不入药,从现代科学来讲,这种扁豆种子中含有植物蛋白及钙、磷、铁等多种对人体有益的营养素,但是这种食品煮熟后,质地黏腻,不易消化、吸收,因此冯氏医家把它列为捏积治疗的禁忌食品。

◎ 醋是日常生活中常用的一种食品调料,同时中医也把它列入药物之中,按照中药气味的归类,醋具有酸、苦、温等性能。明朝李时珍所著《本草纲目》中就曾记载过食醋过多对人体不利的论述。如"多食损筋骨,亦损胃","多食损人肌脏",以及"脾病毋多食酸,酸伤脾"等。接受捏积治疗的孩子大多数都有脾胃失调的表现,根据临床经验,冯氏医家在捏积疗法的施术过程中,也把醋列为捏积治疗的禁忌食品之一。

◎ 螃蟹是人们经常食用的一种美味佳食,营养价值也比较高,它也曾作为药品被列入《本草纲目》中。按照中医药物气味的归属,本品具有咸、寒的性能,因此,我们日常食用时,常与具有辛温性能的姜汁同食,这不仅是为了调味,同时也是为了抵御本品的寒性,而接受捏积的孩子,脾胃虚弱,最怕寒凉之物继续伤及脾胃,因此冯氏医家认为患儿在脾胃功能尚未恢复之前,应禁食螃蟹。

8. 冯氏捏积疗法的禁忌证

冯氏捏积疗法的适应证比较广泛,效果也比较明显。但是由于本疗法是操作者双手施术于小儿脊背部,因此凡是影响施术的疾患,或是操作治疗时由于小儿哭闹可能加重病情的某些病症,均应作为本疗法的禁忌证,常见的有以下几种情况:

◎ 小儿的脊背部有疖肿、皮疹、外伤或患有某些严重的皮肤病而出现背部皮肤破损的病情。

◎ 小儿患有某些严重的心脏病,施术时由于小儿哭闹,可能加重病情或出现意外情况,也应视为本疗法的禁忌证。

◎ 小儿患有某些先天性神经系统发育不全的疾患,或因中枢神经系统感染或外伤而致神经系统出现明显的损伤,表现为智力明显低下,按照中医的理论,这类患儿因先天经络发育不健全,或因后天经络受到严重损伤,运用本疗法治疗效果不佳。

◎ 小儿患有某些出血性疾病,捏拿脊背或推拿,可能会加重局部或全身的出血倾向。因此,这些疾患也视为本疗法的禁忌证。

◎ 小儿患有某些急性感染性疾病,患病期间也不宜同时进行捏积治疗。

9. 冯氏捏积疗法推拿使用的介质

冯氏捏积疗法是单纯的手法操作,不需要用介质。在做配合推拿疗法时,为保护皮肤可用滑石粉、凡士林、按摩油等。

10. 冯氏捏积疗法适用年龄

冯氏捏积疗法所适用的年龄跨度比较大,根据冯氏医家的多年经验总结,孩子从出生100天以后就可以接受捏积治疗,因此,本疗法适合3个月至14岁的小儿。

11. 冯氏捏积疗法的治疗体位

为了更好地对不同年龄的患儿进行施术,以达到满意的疗效,冯氏医家在长期临床实践过程中,总结出几种不同年龄组的患儿施术体位:

◎ 生后100天至3岁以下孩子的体位

这个年龄段的孩子,由于年龄小,不能很好地与操作者配合,因此要求孩子的家长要与操作者配合进行捏积治疗。具体的做法:孩子的家长坐在椅凳上,解开孩子的衣、裤,露出孩子的脊背,然后将孩子俯卧于家长的大腿上,孩子的双下肢由家长的双腿夹紧固定,操作时,家长用靠近孩子头部的一只手向颈部撩开衣服,另一只手可将孩子臀部的裤子略向下推,这样就可以暴露出脊背部位。为防止孩子惊恐哭闹或挣扎,在捏积治疗过程中,家长可用亲切的语言对小儿进行安抚,以便转移其注意力。

◎ 3岁至5岁孩子捏积的体位

这个年龄段的孩子,如果捏积治疗前能做好说服工作,大部分都能很好地配合捏积治疗,具体的做法:孩子俯卧于床上,松解衣裤,并露出脊背,上肢曲肘上抬,两手伏于头部,或是上肢自然放于身体两侧,术者进行捏积操作。有些孩子若不能配合,可让其俯卧于家长的双侧大腿上,家长可用双手分别固定孩子的头部和臀部,协助术者完成捏积操作。

◎ 5岁以上孩子捏积的体位

此年龄段的孩子,一般来讲都能配合捏积治疗,因此捏积治疗时采取俯卧的体位。具体的做法:孩子松解衣服露出脊背部,俯卧于床上,身体放松,上肢曲肘上抬,两手伏于头部,或是上肢自然放于身体两侧。

12. 冯氏捏积疗法操作者的注意事项

◎ 操作者的手部卫生

操作者要剪短双手指甲,以防在捏积治疗过程中划伤孩子的皮肤。此外操作者在捏积治疗前要用温水洗手,这样做除了清洁双手外,还可以防止操作者的双手过凉而使小儿感到不适。

◎ 操作者的体位

操作者的体位要以自然、舒适、便于操作为原则,一般操作者采用立位,立于孩子正后方或侧后方,便于进行捏积治疗。

◎ 操作者的捏积手法练习

冯氏捏积疗法主要是通过操作者双手的施术,来达到治疗效果的外治方法。治疗效果的好坏,主要取决于操作者的施术水平,而施术水平的高低,又主要体现在操作者的双手在施术的过程中是否具有娴熟的手法。捏积手法要求动作稳健而又协调,手法熟练而到位,手法有力不等于用力过猛,所谓娴熟的手法是孩子捏积治疗后感到很舒服,而不是感到疼痛。要想做到这一点,没有长期的手法练习是不可能做到的。操作者平时可以多锻炼手腕和手指的力量。具体做法:操作者采取站立的姿势,双侧上肢伸直平举于胸前,手背朝上双手半握拳,有节奏地进行双手的掌屈、背伸和双腕关节的内、外回旋运动,锻炼手腕的灵活性。另外,要锻炼手指的指力和灵活性,捏积施术时主要靠术者双手的拇指和食指捏拿患儿的皮肤,因此,主要是锻炼拇指和食指的指力。具体做法:取一支竹筷,锻炼指力时,操作者用双手按照捏积时手的姿势将竹筷捏紧,然后按照捏积时的捏捻动作,将竹筷在拇指与食指间快速的捻动,这种锻炼方法不仅可以增强拇指、食指的指力,还可以锻炼两手操作时的协调性。

13. 冯氏捏积疗法作用机理及应用

冯氏捏积疗法是以中医阴阳五行、经络学说作为理论基础,并以中医的辨证施治为原则,通过捏拿小儿的脊背,来达到治疗小儿疾病的目的。

中医理论认为,健康人体的阴阳应该保持着对立而又统一的相对平衡状态,当某种致病因素打破了这种平衡,就会出现阴阳的偏盛或偏衰,疾病即随之产生。因此,健康就是中医理论中所说的"阴平阳秘,精神乃治"。此外,中医还应用阴阳互根的属性进一步说明人体的阴阳相互依赖和相互滋生的关系。例如就人体的气血来讲,气为阳,血为阴,因此阳气和阴血在体内就形成了一种相互依赖和相互滋生的协调关系,在气与血的关系中,中医又认为,气能生血,气能行血,气能摄血,气行则血行,气滞则血瘀,气虚则血虚或出血难止。冯氏捏积疗法就是根据这些中医基本理论,通过捏拿小儿的脊背,振奋小儿全身的阳气,推动全身气血的生成及运行,达到治疗小儿疾病的目的。人体的腹为阴、背为阳,脊柱在人体背部的中央,督脉循脊而过,其特定循行路线决定了它具有主统全身阳气的功能。同时从督脉循行路线来看,它的起始部位与阴经任脉相连,自下而上,贯通脊背,络肾通脑。因此通过捏拿小儿的脊背,振奋督脉的阳气,就可以推动全身气血的运行,调整人身的阴阳平衡,达到防治疾病的目的。

除了上述督脉的治疗作用外,由于足太阳膀胱经的循行路线位于督脉的两旁,因此在捏拿小儿脊背的时候,足太阳膀胱经也得到了相应的刺激,在这条经脉上分布着与人体脏腑解剖部位相邻近的脏腑腧穴,如肺俞、厥阴俞、心俞、膈俞、肝俞、胆俞、脾俞、胃俞、三焦俞、肾俞、大肠俞、小肠俞、膀胱俞等,这些腧穴通称背腧穴。通过对这些腧穴的良性刺激,不仅可以协调小儿脏腑之间的功能,促进机体的机能活动,而且还可以通过对小儿某些腧穴的重点捏拿来治疗某些脏腑的疾病。

总而言之,冯氏捏积疗法可以起到调阴阳、理气血、和脏腑、通经络的治疗效果,是通过对督脉和足太阳膀胱经良性刺激的共同结果。

冯氏捏积疗法在临床上不仅用于消化系统疾病如厌食、腹泻、便秘、腹胀、腹痛等,同时也拓展应用于血液系统疾病如营养不良性贫血,泌尿系统疾病如遗尿,呼吸系统疾病如反复呼吸道感染、哮喘等。经过冯氏捏积疗法治疗后,患儿的诸多临床症状得到改善,体质明显增强。应用反映人体小肠吸收功能的D-木糖试验,对疳积患儿进行捏积疗法治疗后的临床观察,结果表明,绝大多数患儿的小肠吸收功能均有明显的改善;用测定小儿血清胃泌素的试验方法,来观察疳积患儿的治疗效果,结果表明,疳积患儿的血清胃泌素的水平较正常儿童高,经过冯氏捏积疗法治疗后,绝大多数患儿的血清胃泌素水平都可下降到正常的范围。

总之,冯氏捏积疗法,不仅是以中医理论作为依据的一种中医特色疗法,同时也是一种被现代科学证实的、行之有效的治疗方法,本疗法除了对消化系统有明显的治疗效果外,对造血系统、神经系统、泌尿系统、呼吸系统等都有调节作用,随着现代科学研究的发展,这一古老的中医特色疗法必将会更好地为儿童医疗保健事业服务。

14. 小儿捏积的现代研究进展

早在 20 世纪 60 年代,北京中医医院联合中医研究所通过冯氏捏积疗法对消化系统功能影响的研究表明:捏积有改善尿淀粉酶活性、D-木糖吸收排泄率的作用,可以提高儿童的脾胃吸收功能。同时捏积疗法可以治疗早产儿喂养不耐受,可以促进胃肠功能恢复,对小儿伤食型腹泻治疗也有效。随着对捏积疗法的深入研究,捏积的治疗范围也越来越广,不仅局限于小儿消化系统疾病,对小儿神经系统也有调节作用,可以使人体异常兴奋的神经转化为抑制,也能促使长期处于抑制状态的神经重新兴奋,通过使神经兴奋和抑制达到相对平衡而起到治疗作用。有研究表明捏积治疗小儿惊吓症、小儿遗尿症均有疗效;有研究者观察捏积疗法对手术后腹胀、便秘、尿潴留等也有改善。此外捏积疗法可以增加人体白细胞的数量及类别,提高人体的免疫功能,对儿童反复呼吸道感染有疗效。此外采用冯氏捏积手法治疗轻中度小儿缺铁性贫血亦有效。

第三章

小儿疾病的特点

　　小儿生理方面的特点表现为脏腑娇嫩，形体发育不完善。虽小儿生机蓬勃、发育迅速，但其脏腑形态和生理功能尚未成熟健全，其中以肺、脾、肾三脏不足最为突出。在病理方面，由于小儿脏腑的结构功能尚未健全，其对病邪侵袭、药物攻伐的抵抗和耐受力都较低，表现为发病容易、传变迅速。但绝大多数小儿脏气清灵，没有基础疾患，因此病后康复也较成人迅速。

一 小儿疾病的诊断特点

中医对小儿疾病的诊断遵循中医诊断疾病的基本理论,使用四诊合参的方法来了解病情,所谓四诊即望诊、闻诊、问诊、切诊,通过四诊综合分析做出正确的诊断。在儿科,由于较小的儿童不能用语言来表达自己的病痛,较大的儿童也不能全面、准确地诉说自己的病症,而家长的代诉又往往是间接的。因此,在儿科问诊需要结合实际情况才能做出正确的判断。闻诊,虽然可直接了解小儿病情,但是闻诊的内容较少,反映内容不够全面,因此不能正确地反映小儿全身的病症。切诊,小儿手部寸口部短小,且脉象常常因小儿哭闹出现"脉象不准"的现象,这些都影响了脉象的客观性。因此在中医四诊中望诊最为重要。冯氏捏积疗法在诊断小儿疾病时,同样也遵循中医儿科的这些特点,以望诊为主,结合其他三诊的情况,对小儿的病情做出正确的判断。

1. 望诊

望诊在儿科被列为四诊的首位。望诊应注意在光线充足的地方进行,尽量使小儿安静,诊查既要全面又要有重点,这样才能提高诊查的效果。儿科望诊主要包括望神色、望形态、审苗窍、辨斑疹、察二便、看指纹等。

(1)望神色 神色包括小儿的精神状态和面部色泽,通过望神色可以对小儿患病状况有一个初步的了解。凡小儿精神振作、二目有神、表情活泼、面色红润、呼吸调匀、反应敏捷,均是气血调和、神气充沛的表现,是健康或病情轻浅之象。反之,若精神委顿、二目无神、面色晦暗、表情呆滞、呼吸不匀、反应迟钝,则为体弱有病或病情较重之象。

望色主要望面部气色。面部气色有五色之偏,所主证候各有区别。中国小儿的常色为色微黄,透红润,显光泽。

面色发青,因气血不畅、经脉阻滞所致,多见于惊风抽搐、腹部疼痛,常伴啼哭不宁。面色红赤,因血液充盈面部皮肤络脉所致,多为热证,又有实、虚之分,多见于外感高热证。若小儿因衣被过暖、活动过度、日晒烤火、啼哭不宁等原因而面红者,不属病态。

面色黄而非常色者,常因脾虚失运,水谷、水湿不化所致,多见于厌食、腹泻等病症。因过食胡萝卜、南瓜、西红柿等食物而面黄者,当另作判断。

面色白,是气血不荣、络脉空虚所致,多为虚证、寒证,多见于小儿受寒腹痛、贫血等。

（2）望形态 指望形体和望姿态。形,指形体、外形,包括头囟、躯体、四肢、肌肤、筋骨、指趾等。从小儿外形的壮弱,可以测知脏腑的盛衰和分析疾病的发生、发展及预后。凡小儿身高正常、胖瘦适中、皮肤柔嫩、肌肉壮实、筋骨强健、身材匀称、毛发黑泽,均是先天禀赋充足、发育良好的外形表现。若形体矮小、肌肉瘠薄、筋骨不坚、毛发稀细萎黄,则是先天禀赋不足、后天调养失宜所致发育不良的表现。

（3）察苗窍 苗窍指五官九窍。舌为心之苗,肝开窍于目,肺开窍于鼻,脾开窍于口,肾开窍于耳及前后二阴。脏腑病变,每能在苗窍上有所反映。

察目:肝开窍于目,又因为人体的五脏精华集中于目,因此小儿眼睛明亮、视物有神、转动自如是小儿身体健康、肝肾精血充沛的表现。眼睑浮肿,多见于肾病;睡时眼睑不闭（夜卧露睛）,是脾虚之象。

察耳:小儿耳壳丰厚,颜色红润,是先天肾气充沛的表现;耳壳薄软,耳舟不清,是先天肾气未充的证候。耳内疼痛流脓,多见于中耳炎,为风热犯咽传耳或肝胆火盛上炎。

察鼻:肺开窍于鼻,患肺系疾病时患儿可表现为鼻流清涕、鼻周生疮,或鼻干、鼻痒。鼻塞流清涕,为外感风邪;鼻流黄浊涕,为风热客肺,多见于鼻窦炎;鼻流鲜血,多为肺热证。

察口:口,包括口唇、口腔、齿龈、咽喉,舌象已另作专论。唇色淡白为气血亏虚;唇色红赤为内有蕴热;口内白屑成片,为鹅口疮。牙齿萌出延迟,为肾气不足;齿衄龈痛,为胃火上冲;寐中磨牙,是肝火内亢;牙龈红肿,是胃热熏蒸。

望舌象:正常小儿的舌象表现为舌体灵活,伸缩自如,舌质淡红而润,舌苔薄白。舌质淡白为气血虚亏;舌质绛红多见于发热性疾病之热入营血证;舌红质干为热伤阴津;舌质紫暗为气血瘀滞。舌起粗大红刺,状如杨梅,称杨梅舌,常见于猩红热。

舌苔由胃气所生。新生儿多见薄白苔,少数舌红无苔者常于 48 小时内转为淡红舌,长出白苔。舌苔白腻为寒湿内滞或食积内停;舌苔黄腻为湿热内蕴或食积化热。舌苔花剥,经久不愈,状如地图,多为胃之气阴不足所致。

小儿常有因服药、进食而染苔者,如吃橄榄、乌梅、铁剂等可使舌苔染黑,服青黛可使舌苔染青,吃牛乳、豆浆可使舌苔染白,吃橘子、蛋黄可使舌苔染黄等,均属正常。

（4）察指纹 察指纹主要是指察看小儿两手食指掌面靠拇指一侧的浅表静脉的颜色及形态。3 岁以下的小儿,取寸口脉不仅短小,而且小儿不易合作,故以望指纹代替寸口脉的切诊。指纹分三关,自虎口向指端,第 1 节为风关,第 2 节为气关,第 3 节为命关（见图）。看指纹时,要将小儿抱于向光处,检查者用左手食指、拇指握住小儿食指末端,用右手拇指在小儿食指桡侧从命关向风关轻轻按推几次,使指纹显露。

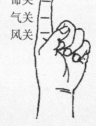

命关
气关
风关

指纹色淡红,多为内有虚寒;指纹色紫红,多为邪热郁滞;纹色深紫,多为瘀滞络闭,病情深重。指纹色淡,推之流畅,主气血亏虚;指纹色紫,推之滞涩,复盈缓慢,主实邪内滞,如食积、痰湿、瘀热等。但需注意,指纹诊应当结合小儿无病时的指纹状况和患病后的其他各种临床表现,全面加以分析,才能准确辨证。

小儿指纹三关图

2. 闻诊

闻诊包括听声音（啼哭、咳嗽、言语等）和嗅气味（口气、大小便气味）两个方面。临床上通过闻诊可以为临床诊断提供重要的依据。

（1）闻啼哭声 新生儿刚离母腹,便会发出响亮的啼哭。若初生不啼,便属病态,需紧急抢救。婴儿也常有啼哭,正常小儿哭声清亮而长,并有泪液,无其他症状表现,属于生理现象。婴幼儿有各种不适时,也常以啼哭表示。例如:温度过高或过低,口渴,饥饿或过饱,要睡觉,要抚抱,包扎过紧妨碍活动,尿布潮湿,虫咬,受惊等。不适引起的啼哭常哭闹不止,但解除了原因后,啼哭自然停止。病理性啼哭,若声音洪亮有力者多为实证;细弱无力者多为虚证;哭声尖锐惊恐者多为剧烈头痛、腹痛等急重症;哭声响亮,面色潮红,注意是否发热;吮乳进食时啼哭拒进,注意口疮;啼哭声嘶,呼吸不利,谨防咽喉急症;夜卧啼哭,睡卧不宁,为夜啼或积滞。

（2）闻咳嗽声　咳嗽主要见于肺系疾病的患儿,从咳嗽声音、有无痰鸣、痰是否容易咯出来判断疾病的寒热虚实。如咽痒干咳无痰多为风邪犯肺;咳嗽阵阵,痰稠难咯,多为痰壅肺络;咳声清高,咽痛鼻塞,多为外感咳嗽;咳嗽日久,咳声无力,多为肺虚咳嗽。

（3）嗅气味　正常小儿口中无臭气。口气臭秽,多属脾胃积热;口气酸腐,多属乳食积滞;口气腥臭,有血腥味,多有牙龈出血;大便臭秽为肠腑湿热;大便酸臭为伤食积滞;便稀无臭为虚寒泄泻。小便臊臭短赤多为湿热下注膀胱;小便少臭清长多为脾肾二脏虚寒。

3. 问诊

问诊在儿科往往都是通过对家长的询问进行的,这种诊法虽然是间接的,但是可以弥补其他三诊的不足,补充其他三诊以外的病情内容,特别是儿科特有的询问小儿的生产史、喂养史、生长发育史、预防接种史等,这样就有助于病情的分析,为明确诊断提供必要的依据。

（1）问寒热　一是询问小儿是否发热恶寒,二是询问小儿是否有胸腹、手心的发热,可以判定小儿病情的性质、疾病的部位,以及辨别小儿疾病的虚实。比如,小儿患有积滞,由于内有滞热,小儿可表现为两颊红赤、手足心热、口气也热;小儿阴虚,可以表现出阴虚内热特有的手足心热、午后低热等症状。小儿恶寒可从观察得知,如依偎母怀、蜷缩而卧、皮肤起鸡皮疙瘩等。发热可通过触摸来感觉,还可以用体温计准确测定。

（2）问汗　小儿肌肤嫩薄,发育旺盛,较成人易于出汗。无运动、哭闹、过暖等情况而于安静状态下汗出过多才属病理性的汗证。日间多汗为自汗,夜寐多汗为盗汗。古有自汗属阳气虚、盗汗属阴气虚之说,儿科当综合分析辨证。外感病汗出而热不解,是外感邪气由表入里的征象。

（3）问胸腹　胸腹包括胸部、两胁及腹部。婴儿腹痛,常表现为阵发性反常哭闹,曲腰啼叫,或双手捧腹,辗转不安。腹部胀痛,打嗝口臭多为伤食积滞;腹痛时作,很快自行缓解,喜温怕凉,多为脾胃虚寒。

（4）问饮食 询问小儿的饮食包括食欲、食量,以及进食前后的胃肠道症状等。小儿食欲好,食量适中,进食前后无不适感,大便正常,为一种健康的表现。患积滞的小儿多有乳食不节、饮食无度或食物不洁等情况,通过询问就可以了解有无引起积滞的病因。另外,通过对饮食情况的了解还可判定病情的轻重与转归,如小儿积滞已久,并出现食欲不振、形体消瘦、烦渴不安等症状,就说明病情较重。如经治疗患儿饮食渐增,体重增加,全身病症减轻,那么说明病情有好转的趋势。

（5）问睡眠 要询问小儿每日睡眠时间,睡中是否安宁,有无惊惕、惊叫、啼哭、磨牙等。眠少喜啼哭,常为心火上炎;多睡难醒,常为气虚痰盛;睡中露睛,多为久病脾虚;睡中磨牙,多为肝火内盛;卧不安宁,多汗惊惕,常见于佝偻病。

（6）小儿特殊问诊 儿科问诊的内容有其特殊性,因为小儿的许多疾病与小儿的生育、预防接种等方面关系密切。例如疳证与先天不足、后天喂养不当或体弱久病有关,因此临床上发现小儿有生长发育障碍时,就要询问一下生产史、喂养史,问有无引起疳积的先天因素。此外家族史、预防接种史与小儿的过敏性鼻炎、哮喘、传染病等关系密切。

4. 切诊

切诊包括脉诊和按诊,是指用手指切按小儿体表以诊察疾病的方法。切诊应在患儿安静的状态下进行。

（1）脉诊 小儿脉诊,一般用于3岁以上儿童。小儿寸口脉位短,切脉时可以用"一指定三关"法,即以医生右手的食指或拇指一指指腹按于患儿寸口部切脉。正常小儿脉象平和,较成人细软而快。年龄越小,脉搏越快。若按成人正常呼吸定息计算,初生婴儿一息7~8次,1~3岁6~7次,4~7岁约6次,8~13岁约5次。若因活动、啼哭等而使脉搏加快,不可认作病态。

小儿病理脉象分类,一般比成人简化。儿科基本脉象,分浮、沉、迟、数、有力、无力六种。浮脉主表证,沉脉主里证,迟脉主寒证,数脉主热证,有力主实证,无力主虚证。

（2）按诊 包括按压和触摸头囟、颈腋、四肢、皮肤、胸腹等,通过按诊可进一步了解病情,为正确诊断提供线索和依据。

按头囟:小儿囟门逾期不闭,是肾气不充,发育欠佳;囟门不能应期闭合,反而开大,头缝开解,多见于脑积水的患儿。囟门凹陷,为津液亏损,多见于腹泻脱水;囟门高凸,为邪热炽盛,常见于高热、有神经系统感染的患儿。

按皮肤:了解寒、热、出汗情况。皮肤冷而多汗,为阳气不足;皮肤热而无汗,为热盛表束之外感证;手足心热,为内有蕴热;皮肤粗糙干燥,多为阴虚血燥。

躯干及四肢:触摸小儿的胸部可以检查小儿胸骨的发育情况及呼吸情况。胸骨前突为鸡胸;胸椎后突为龟背;胸骨两侧肋骨前端突出称串珠;胸廓在膈部内凹肋缘处外翻称胸肋沟,为佝偻病;这些情况均因先天不足、后天调养失宜所致。小儿腹部应当柔软温和,不胀不痛。腹痛喜按,按之痛减者,多属虚属寒;腹痛拒按,按之痛剧者,多属实属热。

总之,通过全面的四诊,可以为诊断疾病提供进一步的诊断依据。

二　小儿生理病理特点

中医理论认为小儿自出生就处于不断的生长发育过程中,年龄越小生长发育越快。儿童不是成人的缩小版,孩子无论在形体、生理,还是在病因、病理等方面,都与成人有着明显的不同。作为小儿的父母,要想养育好自己的孩子,首先要了解儿童的生理、病理特点,才能够保障孩子的健康成长。

小儿生理方面的特点主要表现为脏腑娇嫩,形体发育不完善;虽然小儿生机蓬勃发育迅速,但脏腑形态和生理功能尚未成熟健全,其中又以肺、脾、肾三脏不足更为突出。这一方面是由于小儿出生后肺、脾、肾三脏结构及功能未曾健全所致;另一方面是因为小儿不仅需要维持正常的生理活动,而且处于生长发育阶段,必须满足更多生长发育需求。因此,就出现了相对薄弱的生理功能与相对较多的生长发育需求之间的矛盾,这就是为什么小儿较成人更易出现积食、泄泻、感冒等疾病的原因。

小儿病理方面的特点主要表现为发病容易,传变迅速;脏气清灵,易趋康复。由于小儿的脏腑结构和功能均未健全,因而对病邪侵袭、药物攻伐的抵抗和耐受能力都较低,所以表现为发病容易,传变迅速。但是小儿脏气清灵,没有基础疾患(旧病),因此治疗起来相对容易,机体康复也较成人更为迅速。这就提示父母要细致观察自己的宝宝,有病及时就医,病愈及时停药,平时不可给宝宝滥用药物。

三　小儿的脾胃功能特点

中医理论认为小儿时期正处于人体的生长发育时期,脏腑及功能都在发育阶段,相对比较弱,小儿的脾胃功能就是如此,而且小儿不同于成人,小儿由于生长发育的原因,对营养物质的需求相对比较高,这时如果家长喂养不当或是受疾病的影响,都会损伤孩子的脾胃功能。中医认为脾胃是人体的后天之本,胃的功能是受纳食物,脾的功能是消化吸收,脾胃为仓廪之官,脾主运化水谷精微,生化气血,其气主升;胃主受纳、腐熟水谷,其气主降;二者相和,脾胃运纳相成,升降相因,共同完成纳运之职,因各种原因导致小儿脾胃功能损伤,就会出现积滞、厌食、消化不良、腹泻、便秘等消化系统病症。

微信扫描二维码
免费看教学视频

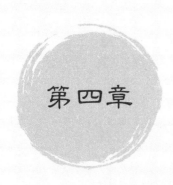

第四章

小儿常见疾病捏积治疗

冯氏捏积疗法包括推、捏、捻、放、提、揉、按等传统按摩手法,还有内服冯氏消积散、外敷冯氏化痞膏独有的特色疗法,对积滞、疳积、厌食及夜啼等小儿常见疾病有特效。在治疗上冯泉福教授提出"通督脉""调阴阳""督脉通诸脉通"的学术思想。

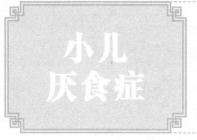

小儿厌食症是指小儿较长时间食欲不振或食欲减退,见食不贪,甚至拒食,是儿童摄食行为异常的一种疾病,各年龄阶段的儿童均可发生,但以1~6岁小儿多见。本病迁延日久,可导致小儿营养不良、贫血、佝偻病及免疫力低下等。

◎ 疾病概述

1. 小儿厌食的主要病因

中医理论认为小儿脏腑娇嫩,脾常不足。"血气未充,脾胃薄弱"是小儿厌食症的发病基础。小儿厌食主要病位在脾胃,病机关键在于脾失健运、胃纳失和。

(1)由于小儿脏腑娇嫩,脾常不足,小儿乳食不能自我调节,因片面强调高营养,辅食添加不当,膳食结构不合理,过量食用高脂肪、高碳水化合物、高蛋白的食物,超过了小儿正常的消化能力;或因家长溺爱孩子而纵其所好,过量食用或者嗜食肥甘厚味、煎炸烧烤食品、高糖饮料及冷饮;或因孩子饮食无规律,饥饱无度,挑食、偏食。这些均可以导致小儿脾胃损伤,形成厌食。

(2)小儿罹患其他疾病后未能及时调理,或因过用苦寒药伤及脾胃,也可致使小儿脾胃受纳运化失常产生厌食。再者有些孩子先天胎禀不足,素体脾胃功能薄弱,当突然受到惊吓、情志不舒、微量元素缺乏及生活环境发生变化时,也可导致小儿厌食。

2. 小儿厌食的临床表现

(1)脾胃气虚证:表现为病后不思饮食,面色苍白,汗多乏力,夜寐不安,舌质淡,苔薄白,脉细无力,指纹淡。

(2)脾胃阴虚证:表现为不思饮食,面色、皮肤干燥无光泽,夜间汗多,夜寐不安,舌质红少津,苔少花剥,脉细数,指纹红。

(3)肝脾不和证:表现为不思饮食,烦躁不安,白天爱发脾气,夜间啼哭不安,舌质红,苔薄黄,脉弦,指纹红。

◎ 捏积治疗

　　运用冯氏捏积手法,操作者在捏拿患儿脊背第5遍开始,重提患儿督脉两旁膀胱经的脏腑腧穴,用双手的拇指与食指合作分别将脏腑腧穴处的皮肤,在捏拿的基础上,用较重的力量向后上方牵拉一下。治疗小儿厌食选胃俞、脾俞、大肠俞重提,目的是通过这个手法,加强对背部脏腑腧穴的刺激,用以调整小儿脏腑的功能,起到调和脾胃、醒脾开胃的作用。

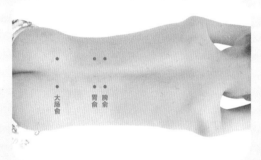

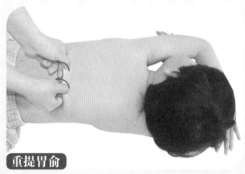

重提胃俞

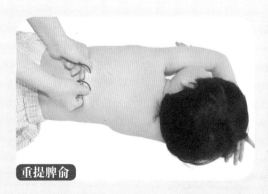

重提脾俞

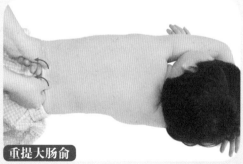

重提大肠俞

◎ 辨证推拿

在冯氏捏积手法的基础上,根据不同证型可分别选择补脾经、补胃经、清肝经、运内八卦、揉板门、揉中脘、推四横纹、摩腹。

脾胃气虚证 选择补脾经 100 次、运内八卦 100 次、揉板门 300 次、推四横纹 50 ~ 100 次、摩腹 200 次。

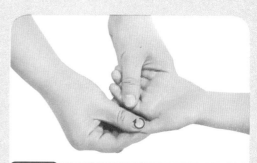

补脾经 拇指末节螺纹面,用拇指按揉

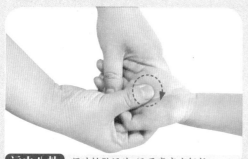

运内八卦 顺时针做运法,运至离宫宜轻按

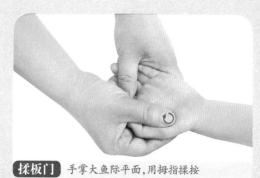

揉板门 手掌大鱼际平面,用拇指揉按

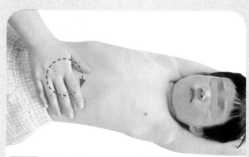

推四横纹 用拇指从食指横纹处推向小指横纹处

摩腹 用掌面轻贴腹部,顺时针摩动

脾胃阴虚证　选择揉板门 300 次、补脾经 100 次、运内八卦 100 次。

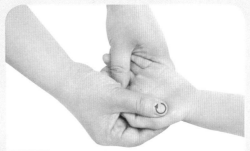

揉板门　手掌大鱼际平面，用拇指揉按

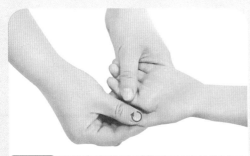

补脾经　拇指末节螺纹面，用拇指按揉

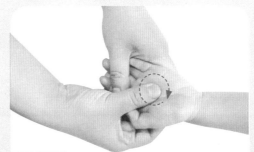

运内八卦　顺时针做运法，运至离宫宜轻按

肝脾不和证　选择清肝经 100 次、补脾经 100 次、运内八卦 100 次、揉中脘 100 次。

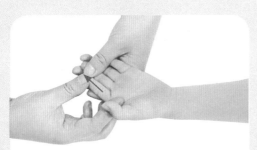

清肝经　食指末节螺纹面，从食指指根推到指尖

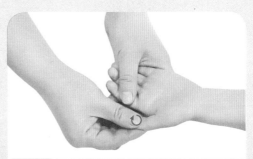

补脾经　拇指末节螺纹面，用拇指按揉

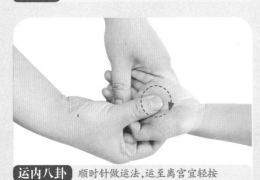

运内八卦　顺时针做运法，运至离宫宜轻按

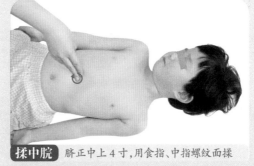

揉中脘　脐正中上 4 寸，用食指、中指螺纹面揉

◎ 专家解析

　　本病治疗原则为健脾理气,和中开胃。冯氏捏积疗法,可刺激背部膀胱经及脊柱两侧夹脊穴,其中对肝俞、脾俞、胃俞、大肠俞及肾俞的刺激可疏肝理气、健脾和胃、补肾益气。肝气舒则烦急缓,故纳增、胀减;脾胃健则纳香、纳增;脾胃气机运转,升清降浊则腹胀得减,大便转好;脾胃健运,布散水谷精微,则面色好转。此外,补脾经、补胃经、揉板门可健脾胃,促运纳,改善食欲、食量;推四横纹、运内八卦,可调畅气机、平衡阴阳,从而改善脾胃症状,气机调畅则肝气亦舒,烦急症状可减;摩腹可补脾健胃、调和消导,故可改善大便症状。

　　运用冯氏捏积手法治疗小儿厌食,宜在早晨空腹时捏积,中医认为早晨是人体胃气生发的时间,此时进行捏积治疗可以促进小儿的脾胃运化功能,增加食欲。治疗期间禁食芸豆、醋和螃蟹,以及煎炸、寒凉食品。小儿如同时患有某些急性感染性疾病,不宜同时进行捏积治疗,可以等疾病痊愈后再进行捏积治疗。

◎ 中医调理膳食

薏苡仁芡实莲子粥

　　薏苡仁 20 克、芡实 20 克、扁豆 20 克、莲子 20 克,洗净煮烂食用,适合脾胃虚弱型厌食小儿食用。

薏苡仁莲子百合粥

　　薏苡仁 30 克、百合 20 克、莲子 20 克,洗净煮烂再加大米 30 克同煮后食用,适合脾肺气虚型厌食小儿食用。

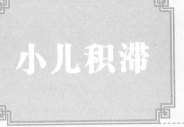

小儿积滞通常称为"食滞""停食"等,是由于孩子饮食不规律,饮食失节,造成脾胃失调、食停胃肠而引起。如果积滞不消,天长日久,就会出现消化道和全身的病症,病久耗伤正气和津液,可以出现极度消瘦,进一步发展形成疳证。积滞是病的早期,偏于实证;疳证是病的后期,偏于虚证。

◎ 疾病概述

1. 小儿积滞的主要病因

儿童处于生长发育的过程中,中医所讲的心、肝、脾、肺、肾五脏中,小儿有三脏是不足的,即脾、肺、肾不足。正是由于小儿脾胃发育不完善,消化吸收的功能要比成人弱,一旦喂养过量就容易出现食积。

(1)喂养不当或是添加辅食不当。中医认为小儿脾常不足,即消化吸收功能比较弱,在喂养上要特别小心仔细,一定要科学喂养,讲究适时、适量、适度。有些家长不顾孩子生长的规律,过早、过量地添加辅食,久而久之,孩子的脾胃负担过重,消化功能受到损伤,导致积滞,影响了孩子的消化吸收和生长发育。

(2)生病后失于调养。孩子生病之后,饮食宜清淡,此时若是进食肥甘厚味等不好消化的食物,就会使脾胃消化功能受到影响,从而形成积滞。

2. 小儿积滞的临床表现

(1)喂养不当,食积化热证:此类孩子表现为不思乳食,呕吐酸腐,肚子胀气,大便秘结,哭闹不安,手足心热,舌质红,苔白厚或黄厚,脉滑,指纹紫滞。

(2)病后脾虚积滞证:表现为孩子形体瘦弱,精神疲乏,生病后出现不思饮食,吃则肚胀,大便有不消化的食物,睡眠不安,晨起口中有酸腐气味,舌质淡,苔白腻,脉细滑,指纹紫滞。

◎ 捏积治疗

运用冯氏捏积手法,操作者在捏拿患儿脊背第5遍开始,重提患儿督脉两旁膀胱经的脏腑腧穴,用双手的拇指与食指合作分别将脏腑腧穴处的皮肤,在捏拿的基础上,用较强的力量向后上方提拉一下。治疗小儿积滞选胃俞、脾俞、大肠俞、三焦俞重提,目的是通过这个手法,加强对背部脏腑腧穴的刺激,用以调整小儿脏腑的功能,起到调和脾胃、消食化积、和中导滞的作用。

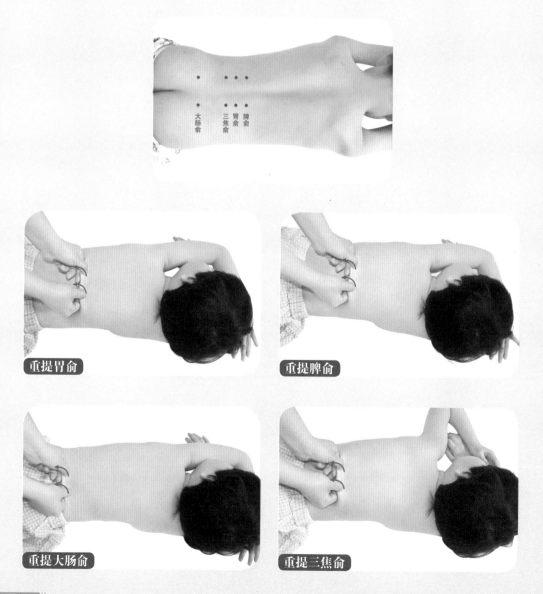

重提胃俞

重提脾俞

重提大肠俞

重提三焦俞

◎ 辨证推拿

在冯氏捏积手法的基础上，根据不同证型可分别选择补脾经、清胃经、运内八卦、揉板门、推四横纹、清大肠、退六腑、揉天枢。

喂养不当，食积化热证 选择清大肠、揉板门 300 次，补脾经 100 次，运内八卦 100 次，退六腑 100 次。

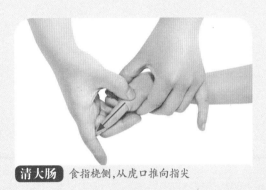

清大肠 食指桡侧，从虎口推向指尖

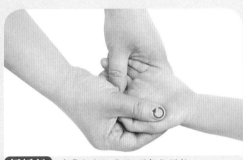
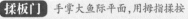

揉板门 手掌大鱼际平面，用拇指揉按

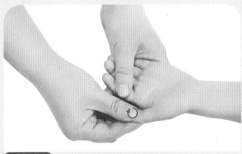

补脾经 拇指末节螺纹面，用拇指按揉

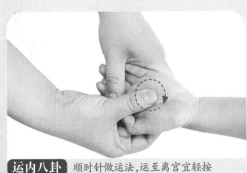

运内八卦 顺时针做运法，运至离宫宜轻按

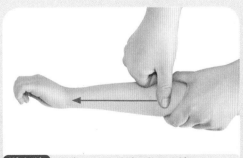

退六腑 前臂尺侧，从肘横纹推至腕横纹

病后脾虚积滞证 选择补脾经100次、运内八卦100次、揉板门300次、推四横纹50～100次、揉天枢100次。

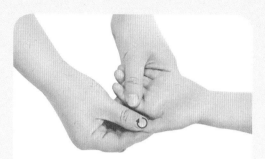

补脾经 拇指末节螺纹面,用拇指按揉

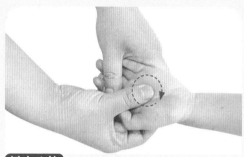

运内八卦 顺时针做运法,运至离宫宜轻按

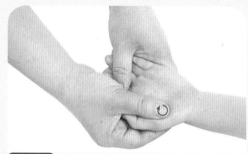

揉板门 手掌大鱼际平面,用拇指揉按

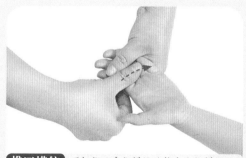
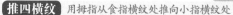

推四横纹 用拇指从食指横纹处推向小指横纹处

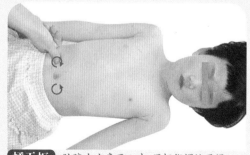

揉天枢 肚脐左右旁开2寸,用拇指螺纹面揉

◎　专家解析

　　本病治疗原则为消食化积,和中导滞。冯氏捏积疗法,可刺激背部膀胱经腧穴及脊柱两侧夹脊穴,其中对胃俞、脾俞、大肠俞、三焦俞重提的刺激可健胃消导、清除积食,使脾胃气机运转,恢复正常的脾胃运化功能。此外,补脾经、清胃经、揉板门、退六腑,可健脾胃助运;推四横纹、运内八卦,可以调节、升降气机,加强脾胃的升清降浊的功能;清大肠、揉天枢,可促运纳、健脾胃、调和消导,故可改善积滞症状。

　　治疗小儿积滞宜在早晨空腹时捏积,中医认为早晨是人体胃气生发的时间,此时进行捏积治疗可以促进小儿的脾胃运化功能,增强消导食积的作用。治疗期间禁食芸豆、醋和螃蟹,以及煎炸、寒凉食品。

◎　中医调理膳食

橘皮山楂汁

　　橘皮 10 克、山楂 20 克,洗净加水煎,去渣取汁加少量白糖饮用,适合食积的孩子服用。

芡实莲子粥

　　芡实 10 克、莲子 10 克、大米 30 克,洗净加水煮,煮熟加少量白糖饮用,适用于病后脾虚引起的食积。

小儿脘腹疼痛

　　脘腹痛通常称为"胃脘痛""腹痛"等,是由于孩子脾胃薄弱,感受寒邪,或饮食不规律、饮食失节,或情志不畅,或素体脾胃虚弱,造成脾胃失调、胃肠气滞而引起。中医常讲的"通则不痛,痛则不通"就是这个道理。

◎ 疾病概述

　　1. 小儿脘腹疼痛的主要病因

　　(1)饮食过量,进食太饱,加重了胃肠道负担,影响孩子的消化功能,造成停食停乳而致脘腹疼痛。

　　(2)素体虚弱,感受寒邪,或饮食贪凉,寒主收引,气机凝滞,导致脘腹疼痛。

　　(3)气机不畅也可以导致脘腹痛。小儿肝常有余,孩子一旦不遂心愿,便情志不舒,肝气郁结,经常暴怒,肝气横逆,伤脾犯胃,表现为脘腹部胀满疼痛。

　　(4)素体脾虚,因先天禀赋不足,或后天调养不当,或过用寒凉药物造成脾胃虚寒,脾阳不足,遇寒受凉后脘腹部疼痛。

　　2. 小儿脘腹疼痛的临床表现

　　(1)感受寒邪证:表现为疼痛发作时面色苍白,出冷汗,四肢发凉,疼痛时喜温暖,得温暖疼痛缓解,遇寒凉疼痛加重,舌质淡,苔白,脉弦紧,指纹红。

　　(2)停食停乳证:表现为脘腹部胀满,疼痛时拒绝触摸,按压时疼痛加重,伴有不思饮食、打嗝,或呕吐酸腐,大便有不消化的食物,烦躁不安,睡眠不踏实、磨牙,手心发热,舌质红,舌苔厚腻,脉沉滑,指纹紫滞。

　　(3)肝气犯胃证:表现为脘腹部胀满疼痛,连及两胁下,烦躁、情绪不舒时疼痛加重,伴有打嗝矢气,大便干燥,夜啼,睡眠不安,舌尖红,舌苔黄厚,脉弦滑,指纹紫滞。

　　(4)脾胃素虚证:表现为脘腹部隐隐作痛,脘腹胀气,疼痛发作时喜温喜按,空腹时疼痛加重,进食后疼痛缓解,面色苍白无光泽,手足不温,大便稀软不成形,舌质淡,苔白,脉沉缓,指纹淡红。

◎　捏积治疗

　　运用冯氏捏积手法,操作者在捏拿患儿脊背第5遍开始,重提患儿督脉两旁膀胱经的脏腑腧穴,用双手的拇指与食指合作分别将脏腑腧穴处的皮肤,在捏拿的基础上,用较重的力量向后上方提拉一下。治疗小儿脘腹疼痛选脾俞、胃俞、肝俞、三焦俞重提,目的是通过这个手法,加强对背部脏腑腧穴的刺激,用以调整小儿脏腑的功能,使之起到健脾和胃、柔肝理气、调畅气机的作用。

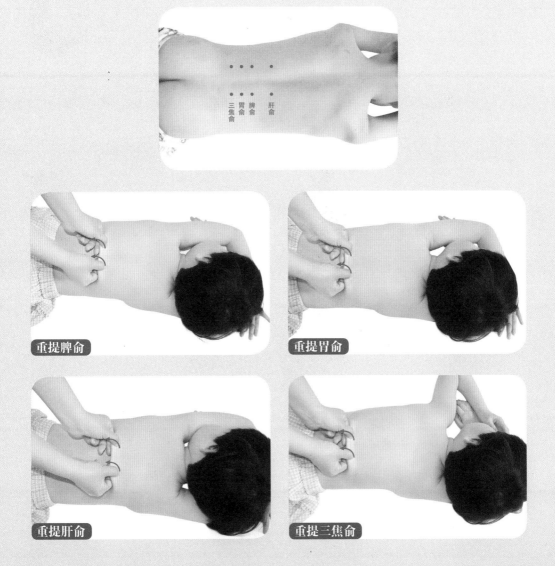

重提脾俞

重提胃俞

重提肝俞

重提三焦俞

◎ 辨证推拿

在冯氏捏积手法的基础上,根据不同证型可分别选择补脾经、运内八卦、推四横纹、清肝经、摩腹、揉神阙、揉天枢、揉中脘、清大肠、拿肚角。

感受寒邪证　选择揉神阙100次、揉天枢100次、揉中脘100次、拿肚角(左右各拿5次)。

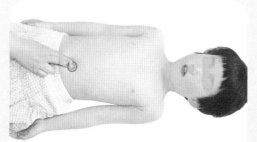

揉神阙　肚脐正中,用食指、中指螺纹面揉

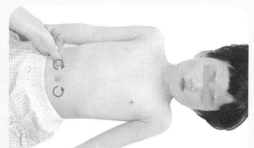

揉天枢　肚脐左右旁开2寸,用拇指螺纹面揉

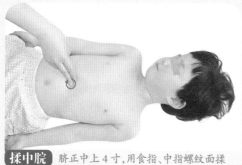

揉中脘　脐正中上4寸,用食指、中指螺纹面揉

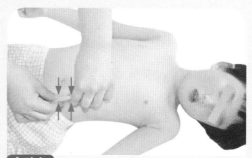

拿肚角　脐下2寸,左右平开2寸,双手拿捏上提

停食停乳证　选择运内八卦100次、推四横纹50～100次、清大肠100次、摩腹200次、揉神阙100次、揉天枢100次、揉中脘100次、拿肚角(左右各拿5次)。

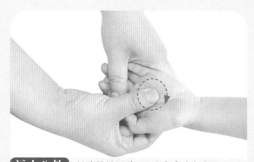

运内八卦　顺时针做运法,运至离宫宜轻按

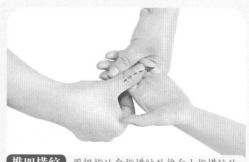

推四横纹　用拇指从食指横纹处推向小指横纹处

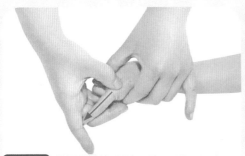

清大肠 食指桡侧，从虎口推向指尖

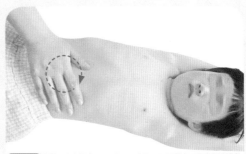

摩腹 用掌面轻贴腹部，顺时针摩动

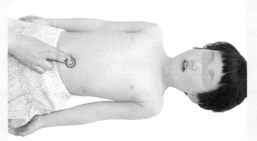

揉神阙 肚脐正中，用食指、中指螺纹面揉

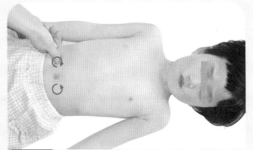

揉天枢 肚脐左右旁开2寸，用拇指螺纹面揉

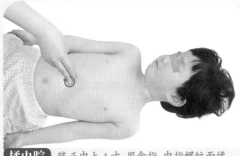

揉中脘 脐正中上4寸，用食指、中指螺纹面揉

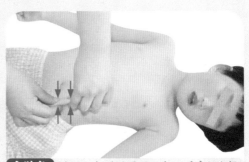

拿肚角 脐下2寸，左右平开2寸，双手拿捏上提

肝气犯胃证　选择补脾经100次、清肝经100次、摩腹200次、揉神阙100次、揉天枢100次、揉中脘100次、拿肚角（左右各拿5次）。

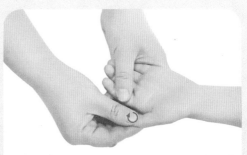

补脾经 拇指末节螺纹面，用拇指按揉

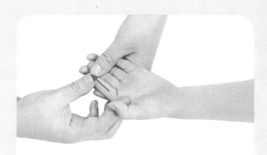

清肝经 食指末节螺纹面,从食指指根推到指尖

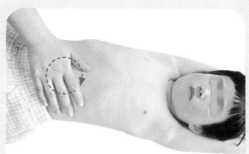

摩腹 用掌面轻贴腹部,顺时针摩动

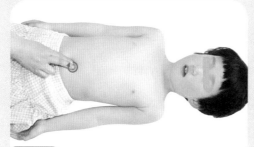

揉神阙 肚脐正中,用食指、中指螺纹面揉

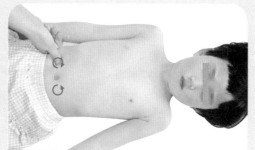

揉天枢 肚脐左右旁开2寸,用拇指螺纹面揉

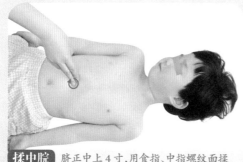

揉中脘 脐正中上4寸,用食指、中指螺纹面揉

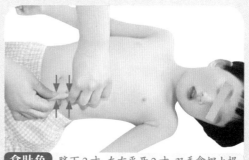

拿肚角 脐下2寸,左右平开2寸,双手拿捏上提

脾胃素虚证 选择补脾经100次、摩腹200次、揉神阙100次、揉天枢100次、揉中脘100次、拿肚角(左右各拿5次)。

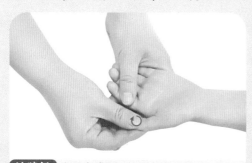

补脾经 拇指末节螺纹面,用拇指按揉

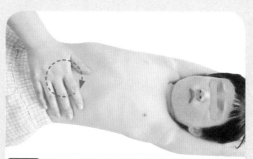

摩腹 用掌面轻贴腹部,顺时针摩动

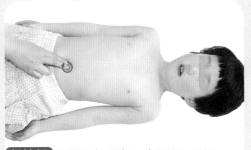

揉神阙　肚脐正中,用食指、中指螺纹面揉

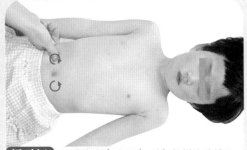

揉天枢　肚脐左右旁开2寸,用拇指螺纹面揉

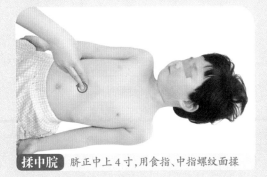

揉中脘　脐正中上4寸,用食指、中指螺纹面揉

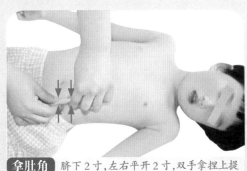

拿肚角　脐下2寸,左右平开2寸,双手拿捏上提

◎ 专家解析

　　本病治疗总原则是调理气机,健脾和胃。根据不同的证型分别采用温胃散寒、消食导滞、疏肝理气、温中补虚等治疗方法。冯氏捏积疗法,可刺激背部膀胱经腧穴及脊柱两侧夹脊穴,作用于督脉以升脾阳、温经络,对脾俞、胃俞、肝俞、三焦俞重提的刺激可健脾和胃、调畅气机,脾胃运化功能恢复正常,则脾胃寒消、脘腹痛除。此外,补脾经、摩腹、揉神阙、揉天枢、揉中脘、拿肚角,健脾温中,除脏腑之寒;运内八卦、推四横纹、清大肠、拿肚角、摩腹,健脾胃;摩腹可以直接作用于腹痛局部,缓急止痛。

　　治疗小儿脘腹疼痛宜在早晨空腹时捏积,中医认为早晨是人体胃气生发的时间,此时进行捏积治疗可以增强小儿的脾胃运化功能。治疗期间禁食芸豆、醋和螃蟹,以及煎炸、寒凉食品。

◎ 中医调理膳食

双姜粥

　　生姜5克、高良姜3克、大米50克，将大米洗净加水煮，开锅后加入生姜、高良姜，待大米煮熟，加少量红糖食用，适用于脾胃感受寒邪所致的脘腹疼痛。

山楂山药莲子羹

　　山楂10克、山药20克、莲子10克，洗净加水适量煮，煮熟加少量白糖食用，适用于脾胃素虚型脘腹疼痛。

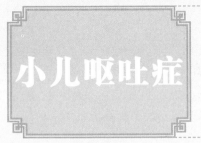

小儿呕吐症是指小儿因脾胃不和,导致食物从胃上逆而吐出的病症,各年龄阶段的儿童均可发生,但以婴幼儿多见。虽然病位在胃,但与脾失健运、肝气横逆关系密切。其病机关键在于脾失健运,胃纳失和,或肝气横逆犯胃,使得胃气失降而呕吐。

◎ 疾病概述

1. 小儿呕吐的主要病因

(1)乳食内积。由于小儿脏腑娇嫩,脾常不足,小儿乳食不能自我调节,若小儿膳食结构不合理,食入过量的食物,超过了小儿正常的消化能力;或嗜食肥甘厚味、高糖饮料及冷饮食品;或饮食无规律,饥饱无度,挑食偏食,均可导致小儿脾胃损伤,胃不受纳。

(2)脾胃虚寒。有些孩子先天禀赋不足,素体脾胃薄弱,脾胃虚寒导致小儿呕吐。小儿罹患其他疾病后,未能及时调理,或因过用苦寒药伤及脾胃,也可致使小儿脾胃受纳运化失常产生呕吐。

(3)肝气不舒,横逆犯胃。小儿遇精神刺激,或变换环境不适应,肝气郁结,肝木横克脾土,气机不畅而导致呕吐。

2. 小儿呕吐的临床表现

(1)乳食内积型:表现为呕吐酸腐不消化食物,厌恶进食,口气秽浊,脘腹胀满,大便秘结或泻下酸臭,舌质红,苔厚腻,脉滑数,指纹紫滞。

(2)脾胃虚寒型:表现为病后不思饮食,食后良久方吐,朝食暮吐,进食后食物不消化,汗多乏力,舌质淡,苔白,脉细无力,指纹淡。

(3)肝逆犯胃型:表现为饮食不化,呕吐酸腐,打嗝嗳气,精神烦躁,易哭易闹,舌边红,苔腻,脉弦,指纹紫。

3. 小儿呕吐的生活调养

在治疗小儿呕吐症的同时,应注意养成良好的进食习惯,做到"乳贵有时,食贵有节",不偏食,不挑食,不强迫进食,饮食定时定量,荤素搭配,少食肥甘厚味。

◎ 捏积治疗

　　运用冯氏捏积手法，操作者在捏拿患儿脊背第5遍开始，重提患儿督脉两旁膀胱经的脏腑腧穴，用双手的拇指与食指合作分别将脏腑腧穴处的皮肤，在捏拿的基础上，用较重的力量向后上方牵拉一下。治疗小儿呕吐选胃俞、脾俞、肝俞重提，目的是通过这个手法，加强对背部脏腑腧穴的刺激，用以调整小儿脏腑的功能，起到调和脾胃、疏肝降逆止呕的作用。

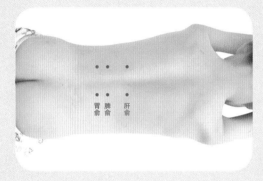

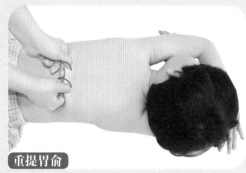

重提胃俞

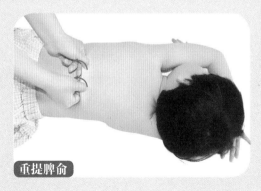

重提脾俞

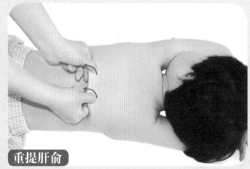

重提肝俞

◎ 辨证推拿

在冯氏捏积手法的基础上，根据不同证型可分别选择补脾经、补胃经、运内八卦、揉板门、推四横纹、清大肠、揉中脘、摩腹。

乳食内积型　选择揉板门 300 次、补脾经 100 次、运内八卦 100 次、清大肠 100 次。

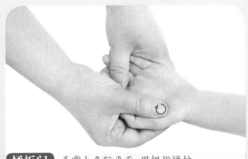

揉板门 手掌大鱼际平面，用拇指揉按

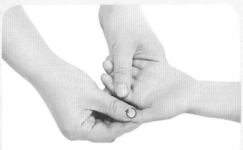

补脾经 拇指末节螺纹面，用拇指按揉

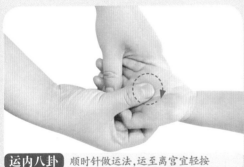

运内八卦 顺时针做运法，运至离宫宜轻按

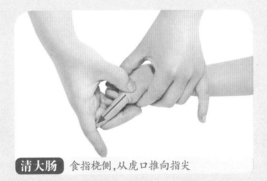

清大肠 食指桡侧，从虎口推向指尖

脾胃虚寒型　选择补脾经 100 次、运内八卦 100 次、揉板门 300 次、推四横纹 50～100 次、摩腹 200 次。

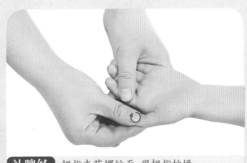

补脾经 拇指末节螺纹面，用拇指按揉

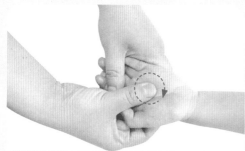

运内八卦 顺时针做运法,运至离宫宜轻按

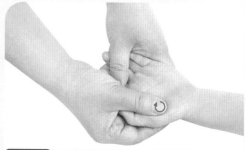

揉板门 手掌大鱼际平面,用拇指揉按

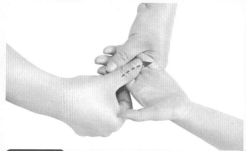

推四横纹 用拇指从食指横纹处推向小指横纹处

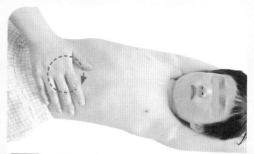

摩腹 用掌面轻贴腹部,顺时针摩动

肝逆犯胃型 选择清肝经 100 次、补脾经 100 次、运内八卦 100 次、揉中脘 100 次、摩腹 200 次。

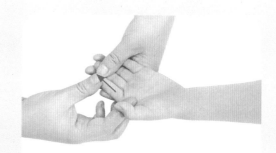

清肝经 食指末节螺纹面,从食指指根推到指尖

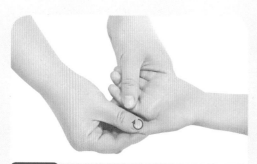

补脾经 拇指末节螺纹面,用拇指按揉

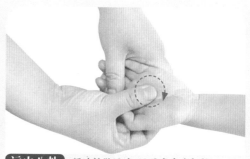

运内八卦 顺时针做运法,运至离宫宜轻按

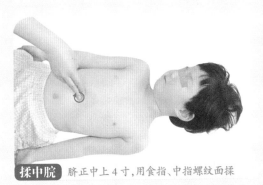

揉中脘　脐正中上4寸,用食指、中指螺纹面揉

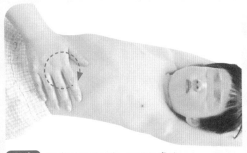

摩腹　用掌面轻贴腹部,顺时针摩动

◎　专家解析

　　本病治疗原则为健脾柔肝,降逆和胃。冯氏捏积疗法,可刺激背部膀胱经及脊柱两侧夹脊穴,其中对脾俞、肝俞、胃俞、大肠俞的刺激可健脾和胃、疏肝理气,使烦急缓,故胃纳和、脘腹胀减;脾胃健,则纳食;脾胃气机运转,升清降浊则腹胀得减;脾运胃健,布散水谷精微,则呕吐止。此外,补脾经、补胃经、揉板门可健脾胃,促运纳,改善呕吐;推四横纹、运内八卦,以调畅气机、平衡肝脾,从而改善肝胃症状,气机调畅则肝气亦舒,烦急症状可减;清大肠、揉中脘可调和消导,故可改善呕吐症状。

　　运用冯氏捏积手法治疗小儿呕吐,宜在早晨空腹时捏积,早晨是人体胃气生发的时间,此时进行捏积治疗可以促进小儿的脾胃消化功能。治疗期间禁食芸豆、醋和螃蟹,以及黏腻、煎炸、寒凉食品。

◎　中医调理膳食

丁香柿蒂薏苡仁粥

　　薏苡仁20克、丁香0.3克、柿蒂5克、大米20克,洗净煮粥食用,适合脾胃虚寒型呕吐的小儿食用。

山楂陈皮莲子粥

　　山楂5克、陈皮6克、莲子20克,洗净煮烂再加大米30克同煮后食用,适合乳食内积型呕吐的小儿食用。

玫瑰佛手粥

　　玫瑰花5朵、佛手柑5克、大米20克,洗净煮粥食用,适合肝逆犯胃型呕吐的小儿食用。

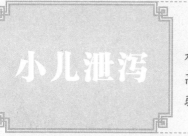

小儿泄泻是指大便次数增多,大便不成形,呈稀薄或水样便。本病一年四季均可以发生,夏秋季节发病率增高。小儿泄泻发生的原因以感受外邪、内伤饮食、脾胃虚弱最为常见。

◎ 疾病概述

1. 小儿泄泻的主要病因

(1)小儿脏腑娇嫩,冷暖不知自调,感受自然界的风、寒、暑、湿、热邪都可以导致泄泻,尤其是湿邪最为常见,夏秋季湿邪当令,因此夏秋季节小儿泄泻发病率增高。

(2)小儿具有脾常不足的生理特点,消化能力较弱,一旦家长喂养或添加辅食不当,就会损伤脾胃,发生泄泻。再者有些孩子先天不足,素体脾胃虚弱,或是大病、久病之后脾胃虚弱,正常的饮食消化吸收功能减弱,出现泄泻,且泄泻发病前有停食、积食病史。

(3)由于急性泄泻治疗不当,迁延不愈转为慢性脾虚泄泻。

2. 小儿泄泻的临床表现

(1)感受湿邪证:表现为大便呈水样或是蛋花汤样,大便量多,次数增加,一日可达十多次,伴有腹部疼痛,或呕吐,发热烦躁,口渴,小便量减少,舌质红,苔黄腻,脉滑数,指纹紫。

(2)停食停乳证:表现为大便稀,夹有不消化的奶瓣、食物,大便气味酸腐,脘腹胀痛,泻后腹痛减轻,伴有不思饮食,打饱嗝,或呕吐酸腐,烦躁不安,睡眠不踏实,舌质红,舌苔厚腻,脉滑,指纹滞。

(3)素体脾虚证:表现为久泻不止或反复发作,大便清稀,气味不大,进食即泻,夹有不消化的奶瓣、食物,脘腹胀气,伴有形体消瘦,面色苍白无光泽,精神倦怠,舌淡,舌苔白,脉缓弱,指纹淡。

◎ 捏积治疗

运用冯氏捏积手法,操作者在捏拿患儿脊背第 5 遍开始,重提患儿督脉两旁膀胱经的脏腑腧穴,用双手的拇指与食指合作分别将脏腑腧穴处的皮肤,在捏拿的基础上,用较重的力量向后上方牵拉一下。治疗小儿泄泻选脾俞、胃俞、肝俞、三焦俞重提,目的是通过这个手法,加强对背部脏腑腧穴的刺激,用以调整小儿脏腑的功能,使之起到健脾止泻的作用。

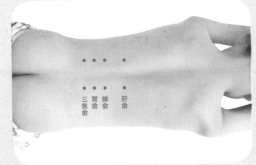

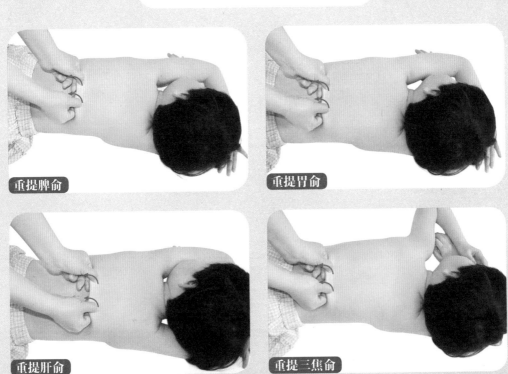

重提脾俞

重提胃俞

重提肝俞

重提三焦俞

◎ 辨证推拿

在冯氏捏积手法的基础上,根据不同证型可分别选择补脾经、运内八卦、推四横纹、退六腑、摩腹、揉天枢、揉中脘、清大肠、揉足三里、揉龟尾。

感受湿邪证 选择清大肠100次、退六腑100次、推四横纹50~100次、揉龟尾30次。

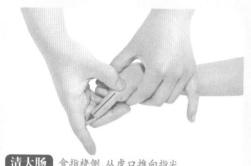

清大肠 食指桡侧,从虎口推向指尖

退六腑 前臂尺侧,从肘横纹推至腕横纹

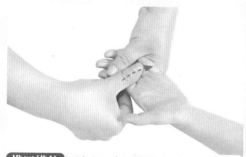

推四横纹 用拇指从食指横纹处推向小指横纹处

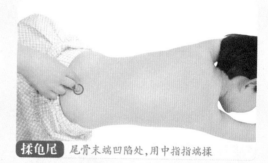

揉龟尾 尾骨末端凹陷处,用中指指端揉

停食停乳证 选择补脾经100次、运内八卦100次、推四横纹50~100次、退六腑100次、逆时针摩腹200次、揉天枢100次、揉中脘100次、清大肠100次、揉足三里50次、揉龟尾30次。

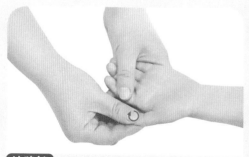

补脾经 拇指末节螺纹面,用拇指按揉

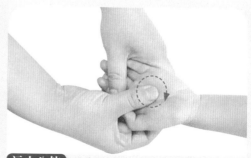

运内八卦 顺时针做运法,运至离宫宜轻按

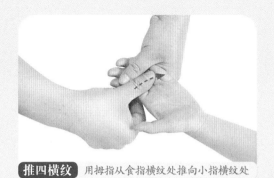

推四横纹　用拇指从食指横纹处推向小指横纹处

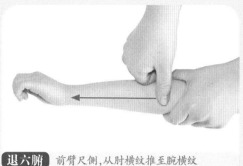

退六腑　前臂尺侧，从肘横纹推至腕横纹

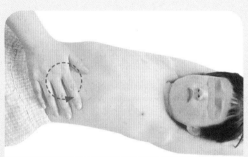

逆时针摩腹　用掌面轻贴腹部，逆时针摩动

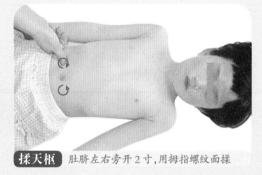

揉天枢　肚脐左右旁开2寸，用拇指螺纹面揉

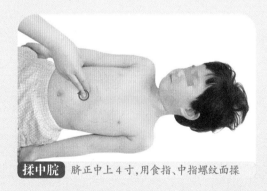

揉中脘　脐正中上4寸，用食指、中指螺纹面揉

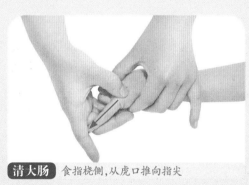

清大肠　食指桡侧，从虎口推向指尖

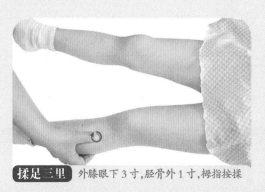

揉足三里　外膝眼下3寸，胫骨外1寸，拇指按揉

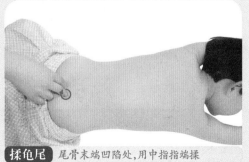

揉龟尾　尾骨末端凹陷处，用中指指端揉

素体脾虚证　选择补脾经 100 次、推四横纹 50 ～ 100 次、逆时针摩腹 200 次、揉天枢 100 次、揉中脘 100 次、揉足三里 50 次、揉龟尾 30 次。

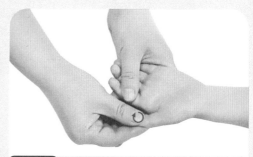

补脾经　拇指末节螺纹面，用拇指按揉

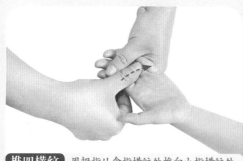

推四横纹　用拇指从食指横纹处推向小指横纹处

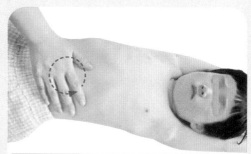

逆时针摩腹　用掌面轻贴腹部，逆时针摩动

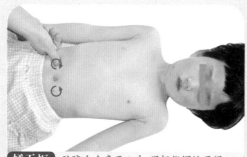
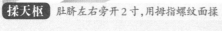

揉天枢　肚脐左右旁开 2 寸，用拇指螺纹面揉

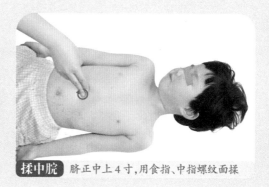

揉中脘　脐正中上 4 寸，用食指、中指螺纹面揉

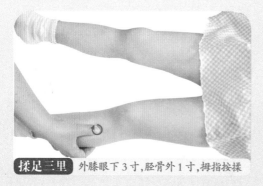

揉足三里　外膝眼下 3 寸，胫骨外 1 寸，拇指按揉

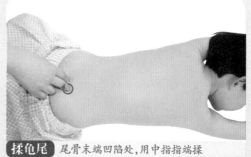

揉龟尾　尾骨末端凹陷处，用中指指端揉

◎　专家解析

本病治疗原则总的原则为运脾化湿止泻。根据不同的证型可以分别采用清热利湿、消食导滞、温中补脾等治疗方法。冯氏捏积疗法，可刺激背部膀胱经腧穴及脊柱两侧夹脊穴，作用于督脉可以升提阳气、温补脾肾、化湿止泻，对脾俞、胃俞、肝俞、三焦俞的重提刺激，可健脾化湿、调畅气机，脾胃强健，升清降浊，则大便恢复正常。此外，补脾经、运内八卦、推四横纹、揉天枢、揉中脘，健脾止泻，分利水湿；揉足三里、揉龟尾、摩腹，健脾温肾，散寒止泻，用于虚证、寒证的泄泻；退六腑、清大肠、揉龟尾，清热利湿，分清泌浊。

治疗小儿泄泻不用冯氏消积散。治疗期间禁食芸豆、螃蟹，以及煎炸、寒凉食品。

◎　中医调理膳食

山药粥

大米 50 克、淮山药细粉 20 克，大米洗净，浸泡 30 分钟备用，锅内加入适量清水烧开，加入大米烧开，再加入淮山药细粉，一起煮成粥即可，适用于素体脾虚型小儿泄泻。

神曲山楂陈皮粥

神曲 10 克、山楂 10 克、陈皮 10 克、大米 30 克，神曲捣碎，山楂、陈皮、大米洗净，加水适量煮熟食用，适用于脾胃不和、停食引起的小儿泄泻。

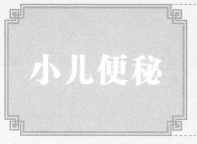

小儿便秘是指大便秘结不通,大便次数减少,或排便周期延长,大便排出不畅。儿童便秘绝大多数是没有器质性病变的功能性便秘。本病一年四季均可以发生,与孩子的饮食规律和生活习惯有关,如粗纤维类饮食减少、日常活动量不足等均可导致便秘。

◎ 疾病概述

1. 小儿便秘的主要病因

中医认为小儿便秘的原因多为积滞化热、热邪伤津、气郁血虚等。

(1)积滞化热。小儿脾常不足,饮食不知自调,家长喂养不当,或是进食肥甘厚味,内生燥热,致使小儿积滞化热,肠道水液不足,出现便秘。

(2)热邪伤津。小儿罹患热病后,热邪最容易耗伤津液,肠道津液不足,失于濡养,导致大便干结难解形成便秘。

(3)气郁血虚。小儿脏腑娇嫩,如先天禀赋不足,气血不足,或暴受惊恐、情志不舒,或是活动过少、久坐多卧致气滞郁结,也可以出现便秘。

2. 小儿便秘的临床表现

(1)积滞化热证:表现为大便干结,脘腹胀满,不思饮食,手足心热,口臭,舌质红,舌苔黄厚腻,脉沉有力,指纹紫。

(2)病后肠道津液不足证:表现为大便次数减少,经常2~3日大便一次,甚至一周一次,大便干结呈羊粪状,口舌生疮,舌质红,舌苔黄厚腻,脉沉有力,指纹紫。

(3)气郁血虚证:表现为小儿虽然有便意,大便亦不干结,但大便艰难,难以排出,面色苍白无光泽,神疲乏力,舌淡红,舌苔薄白,脉细无力,指纹淡红。

3. 小儿便秘的生活调养

(1)合理喂养,适量适度,循序渐进添加辅食。

(2)注意纠正孩子偏食,鼓励孩子多吃蔬菜、水果。

(3)让孩子养成良好的排便习惯,即每天定时定点排便。

◎　捏积治疗

　　运用冯氏捏积手法，操作者在捏拿患儿脊背第5遍开始，重提患儿督脉两旁膀胱经的脏腑腧穴，用双手的拇指与食指合作分别将脏腑腧穴处的皮肤，在捏拿的基础上，用较重的力量向后上方牵拉一下。治疗小儿便秘选脾俞、胃俞、三焦俞、厥阴俞重提，目的是通过这个手法，加强对背部脏腑腧穴的刺激，用以调整小儿脏腑的功能，使之起到健脾益气、润肠通导的作用。

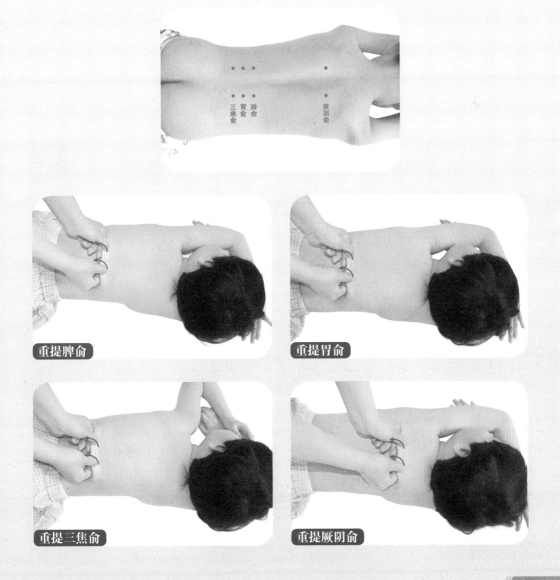

重提脾俞

重提胃俞

重提三焦俞

重提厥阴俞

◎ 辨证推拿

在冯氏捏积手法的基础上,根据不同证型可分别选择补脾经、运内八卦、推四横纹、退六腑、摩腹、揉天枢、揉中脘、清大肠、揉足三里、揉龟尾。

积滞化热证　选择清大肠100次、退六腑100次、推四横纹50～100次、揉龟尾30次。

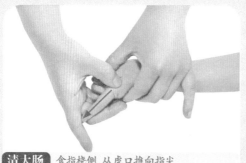

清大肠　食指桡侧,从虎口推向指尖

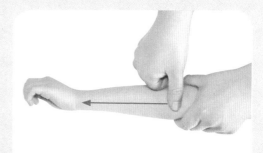

退六腑　前臂尺侧,从肘横纹推至腕横纹

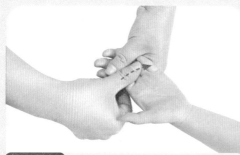

推四横纹　用拇指从食指横纹处推向小指横纹处

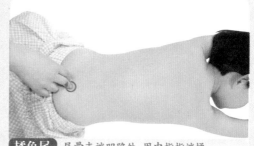

揉龟尾　尾骨末端凹陷处,用中指指端揉

病后肠道津液不足证　选择补脾经100次、运内八卦100次、推四横纹50～100次、退六腑100次、摩腹200次、揉天枢100次、揉中脘100次、清大肠100次、揉足三里50次、揉龟尾30次。

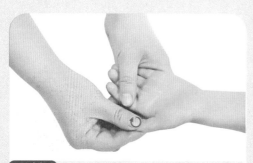

补脾经　拇指末节螺纹面,用拇指按揉

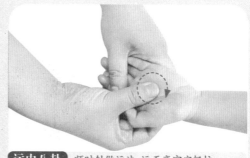

运内八卦　顺时针做运法,运至离宫宜轻按

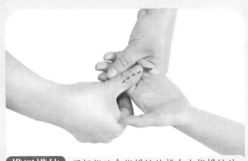

推四横纹　用拇指从食指横纹处推向小指横纹处

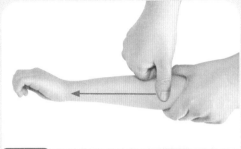
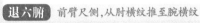

退六腑　前臂尺侧,从肘横纹推至腕横纹

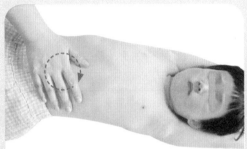

摩腹　用掌面轻贴腹部,顺时针摩动

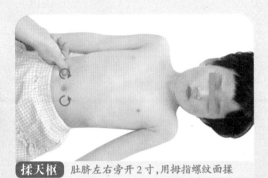

揉天枢　肚脐左右旁开2寸,用拇指螺纹面揉

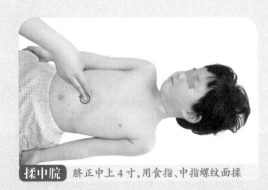

揉中脘　脐正中上4寸,用食指、中指螺纹面揉

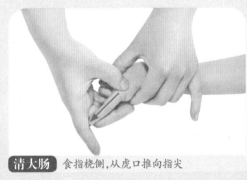

清大肠　食指桡侧,从虎口推向指尖

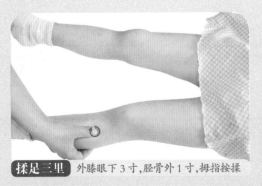

揉足三里　外膝眼下3寸,胫骨外1寸,拇指按揉

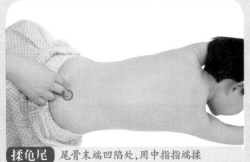

揉龟尾　尾骨末端凹陷处,用中指指端揉

气郁血虚证 选择补脾经 100 次、推四横纹 50 ～ 100 次、摩腹 200 次、揉天枢 100 次、揉中脘 100 次、揉足三里 50 次、揉龟尾 30 次。

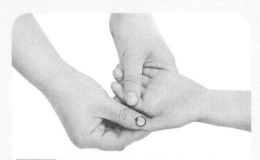

补脾经 拇指末节螺纹面,用拇指按揉

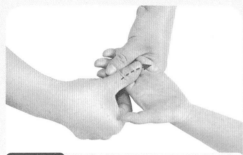

推四横纹 用拇指从食指横纹处推向小指横纹处

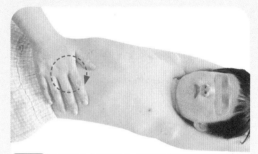

摩腹 用掌面轻贴腹部,顺时针摩动

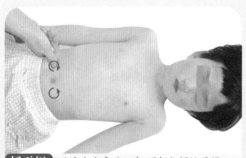

揉天枢 肚脐左右旁开 2 寸,用拇指螺纹面揉

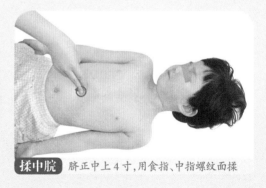

揉中脘 脐正中上 4 寸,用食指、中指螺纹面揉

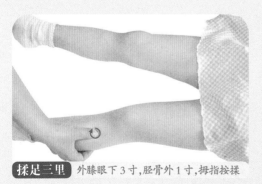

揉足三里 外膝眼下 3 寸,胫骨外 1 寸,拇指按揉

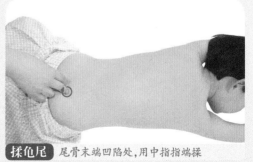

揉龟尾 尾骨末端凹陷处,用中指指端揉

◎　专家解析

　　本病治疗总的原则为润肠通导。根据不同的证型可以分别采用消食导滞、清热润肠、益气养血等治疗方法。冯氏捏积疗法,可刺激背部膀胱经腧穴及脊柱两侧夹脊穴,作用于督脉可以补益脾胃、通导大肠,对脾俞、胃俞、厥阴俞、三焦俞的重提刺激,可健脾导滞、调畅气机,脾胃功能强健,则大肠热清浊降,排便恢复正常。此外,补脾经、运内八卦、推四横纹、揉天枢、揉中脘、揉足三里、揉龟尾、摩腹,有健脾益气、润肠通便的作用,用于虚证便秘;退六腑、清大肠、揉龟尾,清大肠实热,行气通腑,治疗实证便秘。治疗期间,禁食芸豆、螃蟹,以及煎炸、寒凉食品。

◎　中医调理膳食

萝卜汁

　　胡萝卜 50 克、白萝卜 50 克、蜂蜜 20 克,将胡萝卜、白萝卜洗净切片加水煮,开锅15 分钟后加入蜂蜜,待晾温后饮汁食用,适用于积滞化热型便秘。

黄芪粥

　　黄芪 20 克、太子参 10 克、大米 30 克,黄芪、太子参洗净加水 500 毫升,煎煮 30 分钟后去渣留汁,加大米煮至大米开花烂熟,适用于气郁血虚型便秘。

百合玉竹核桃粥

　　百合 10 克、玉竹 10 克、核桃仁 10 克、大米 30 克、蜂蜜 20 克,将百合、玉竹、核桃仁、大米洗净加水熬煮成粥,调入蜂蜜即可食用,适用于肠道津液不足型小儿便秘。

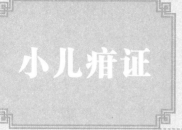

小儿疳证

疳证是由于喂养不当或多种疾病影响,导致脾胃受损、气液耗伤而形成的一种慢性严重营养障碍性疾病。疳证多由积滞转化发展而来,临床以形体消瘦、面色无华、毛发干枯、精神萎靡或烦躁、饮食异常为特征。疳证分为疳气、疳积、干疳。本病多见于5岁以下小儿,其起病缓慢,病程迁延,严重影响小儿的生长发育。

◎ 疾病概述

1. 小儿疳证的主要病因

（1）喂养不当导致饮食失调。小儿若喂养乳食太过,过食肥甘厚味、生冷坚硬难化之物,或妄加滋补食品,以致食积内停,积久成疳;若母乳缺乏,或过早断乳,摄入食物的数量、质量不足,或偏食、挑食,致营养失衡,长期不能满足生长发育需要,气液亏损,形体日渐消瘦而形成疳证。

（2）疾病影响。多因久病吐泻,或反复外感,罹患重病,致脾胃受损,津液耗伤,气血亏损,形体羸瘦,而成疳证。

（3）禀赋不足。由于小儿先天胎禀不足,或早产,或母亲孕期久病、药物损伤胎元,致出生后元气虚,脾胃功能薄弱,营养精微摄取不足,气血亏耗,形体羸瘦,形成疳证。

2. 小儿疳证的临床表现

（1）喂养不当,饮食失调:表现为形体略消瘦,体重不增,面色萎黄,毛发稀疏,不思饮食,腹胀,烦急不安,大便干稀不调,舌淡,苔薄白略腻,脉细有力,指纹淡。

（2）疾病影响,病后失调:表现为形体消瘦明显,面色苍白,肚腹膨胀,饮食不振,或善食易饥,精神烦躁,舌质淡,苔白腻,脉沉细滑,指纹紫滞。

（3）先天禀赋不足:表现为低体重,形体干枯羸瘦,面色萎黄,精神萎靡,啼哭无力,不思饮食,大便干稀不调,腹凹如舟,舌质淡嫩,苔花剥,脉沉细弱,指纹色淡隐伏。

3. 小儿疳证的生活调养

（1）提倡母乳喂养,合理添加辅食。

（2）适度补充富含营养的食物,食物宜软烂易消化。

（3）重症患儿注意全身护理,预防感染。

◎ 捏积治疗

　　运用冯氏捏积手法,在捏拿患儿脊背第5遍开始,术者在患儿督脉两旁膀胱经的脏腑腧穴处,用双手的拇指与食指合作分别在脾俞、胃俞、三焦俞、肾俞、大肠俞重提,在捏拿的基础上,用较重的力量向后上方提拉。治疗小儿疳证选择脾俞、胃俞、三焦俞、肾俞、大肠俞重提,目的是通过此手法,加强对背部脏腑腧穴的刺激,用以调畅小儿气血,起到调和脾胃、运脾补肾、补益气血的作用。

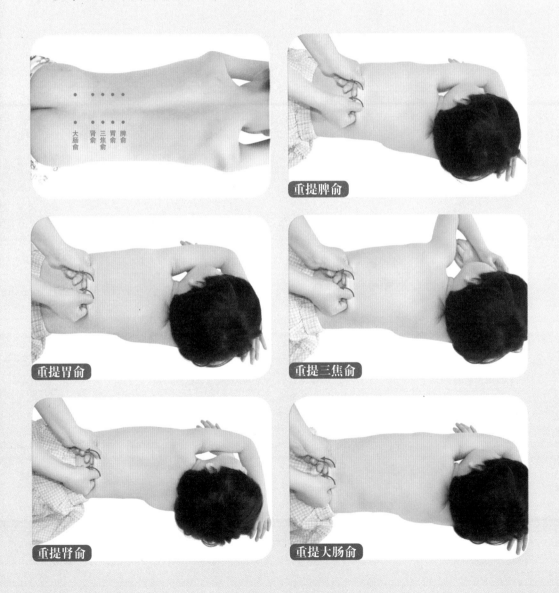

重提脾俞

重提胃俞

重提三焦俞

重提肾俞

重提大肠俞

◎ 辨证推拿

在冯氏捏积手法的基础上，根据不同证型可分别选择补脾经、清胃经、补肾经、运内八卦、揉板门、推四横纹、揉足三里、补肾顶、摩腹、上推七节骨、拿肚角、揉足三里。

喂养不当，饮食失调 选择补脾经 100 次、清胃经 100 次、运内八卦 100 次、揉板门 300 次、推四横纹 50 ～ 100 次、摩腹 200 次。

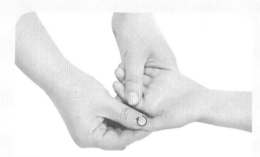

补脾经 拇指末节螺纹面，用拇指按揉

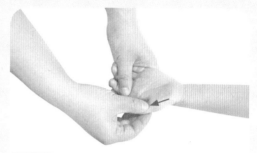

清胃经 大鱼际外侧，从掌根推至拇指根

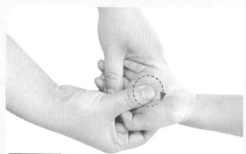

运内八卦 顺时针做运法，运至离宫宜轻按

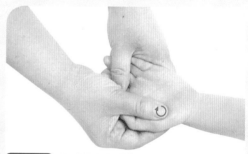

揉板门 手掌大鱼际平面，用拇指揉按

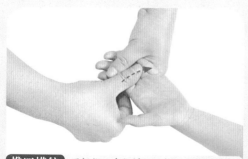

推四横纹 用拇指从食指横纹处推向小指横纹处

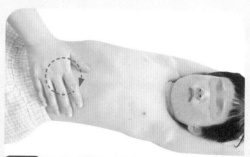

摩腹 用掌面轻贴腹部，顺时针摩动

疾病影响，病后失调　选择补脾经 100 次、清胃经 100 次、运内八卦 100 次、揉板门 300 次、推四横纹 50～100 次、摩腹 200 次、揉足三里 50 次、补肾顶 30 次。

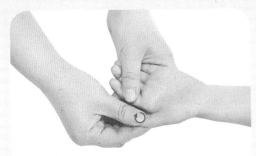

补脾经 拇指末节螺纹面，用拇指按揉

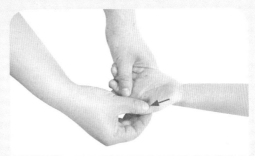

清胃经 大鱼际外侧，从掌根推至拇指根

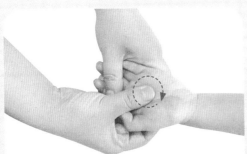

运内八卦 顺时针做运法，运至离宫宜轻按

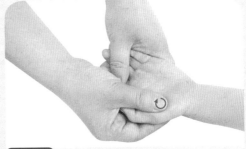

揉板门 手掌大鱼际平面，用拇指揉按

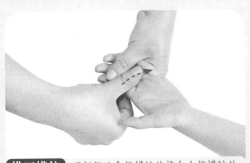

推四横纹 用拇指从食指横纹处推向小指横纹处

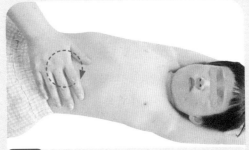

摩腹 用掌面轻贴腹部，顺时针摩动

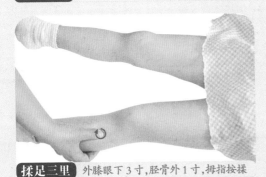

揉足三里 外膝眼下 3 寸，胫骨外 1 寸，拇指按揉

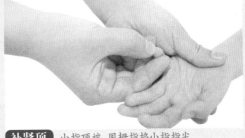

补肾顶 小指顶端，用拇指掐小指指尖

先天禀赋不足 选择补脾经100次、运内八卦100次、揉板门300次、摩腹200次、揉足三里50次、补肾顶30次、拿肚角（左右各拿5次）。

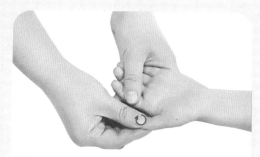

补脾经 拇指末节螺纹面，用拇指按揉

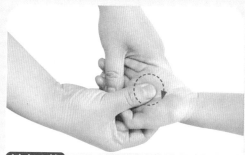

运内八卦 顺时针做运法，运至离宫宜轻按

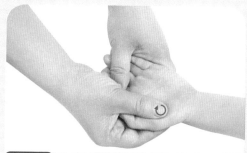

揉板门 手掌大鱼际平面，用拇指揉按

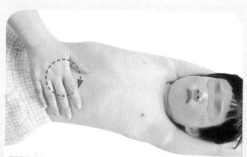

摩腹 用掌面轻贴腹部，顺时针摩动

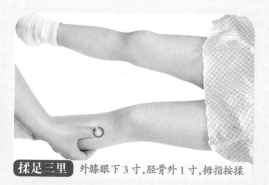

揉足三里 外膝眼下3寸，胫骨外1寸，拇指按揉

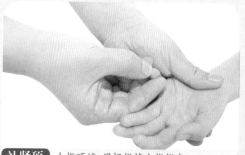
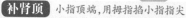

补肾顶 小指顶端，用拇指掐小指指尖

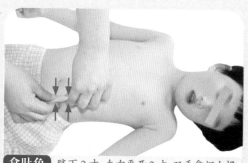

拿肚角 脐下2寸，左右平开2寸，双手拿捏上提

◎ 专家解析

　　本病治疗原则为补益气血，健运脾胃。冯氏捏积疗法，可刺激背部膀胱经腧穴及脊柱两侧夹脊穴及督脉，通过对脾俞、胃俞、三焦俞的重提刺激，可健脾益气、温阳培元。脾胃健运，脾胃运化功能正常，则气血津液生化有源，水谷精微物质输布全身，以滋养人体的脏腑、筋脉、皮肤、肌肉。此外，补脾经、清胃经、揉板门可健脾胃，促运化，改善饮食；推四横纹、运内八卦，可以调畅气机、平衡阴阳，从而改善脾胃症状；摩腹可直接作用于腹部，调和消导；补脾经、补肾经配合，脾肾同调，有补益后天亏损的作用；上推七节骨、揉足三里、补肾顶、拿肚角、摩腹，强壮脾肾，攻补兼施，调和脏腑。

　　采用冯氏捏积疗法治疗小儿疳证，一般需连续治疗 4 个疗程，每个疗程 6 天，每天治疗 1 次。疗程结束后根据临床情况、治疗效果酌情制订下一步治疗计划。除采用冯氏捏积疗法治疗之外，还应配合药物治疗。

◎ 中医调理膳食

百合莲子瘦肉粥

　　百合 10 克、莲子 10 克、瘦肉末 20 克、大米 30 克，洗净加水适量，煮熟食用，适合先天禀赋不足型疳积小儿服用。

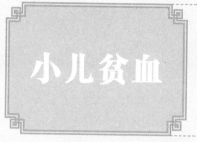

小儿贫血中最常见的是营养性缺铁性贫血,多见于6个月至3岁的婴幼儿。轻度贫血可无自觉症状,中度以上的贫血,可出现头晕乏力、食欲不振、烦躁等,并伴有不同程度的面色苍白和指甲、口唇、睑结膜苍白。重度贫血或长期轻中度贫血,可导致脏腑功能失调,使小儿抵抗力下降。

◎ 疾病概述

1. 小儿贫血的主要病因

(1)先天禀赋不足。由于孕母体弱或孕期调护不当,饮食不足或偏食挑食,致使孕母气血化生不足,影响胎儿生长发育而发生本病。

(2)后天喂养不当。因小儿脾胃运化功能薄弱,若家长喂养不当,孩子偏食少食,未能及时添加辅食;或母乳量不足、质地清稀;或孩子患病损伤脾胃,致使气血生化不足,皆可引起小儿贫血。

2. 小儿贫血的临床表现

(1)先天不足型:表现为出生后面色口唇苍白,神疲乏力,毛发稀疏,厌食纳少,大便干结,舌质胖淡,苔白,脉细无力,指纹淡。

(2)饮食喂养不当型:表现为面色萎黄,口唇色淡,疲乏无力,食欲不振,舌质淡,苔薄白,脉缓无力,指纹淡。

化验检查:以血红蛋白量降低为主。贫血早期红细胞数不减少,随着病情的发展红细胞数也减少。红细胞平均容积小于正常,红细胞平均血红蛋白量和红细胞平均血红蛋白浓度均降低。平均血红蛋白浓度(MCHC)< 31%,红细胞平均体积(MCV)< 80fL,平均红细胞血红蛋白含量(MCH)< 27pg/L。3个月至6岁血红蛋白< 110g/L;6岁以上血红蛋白< 120g/L。

3. 小儿贫血的生活调养

(1)合理喂养,适当添加辅食。

(2)适度补充含铁高的食物。

(3)适度补充富含营养的食物,食物宜软烂易消化。

◎ 捏积治疗

运用冯氏捏积手法,在捏拿患儿脊背第5遍开始,操作者在患儿督脉两旁膀胱经的脏腑腧穴处,用双手的拇指与食指合作分别在脾俞、胃俞、三焦俞、肾俞重提,在捏拿的基础上,用较重的力量向后上方提拉。提拉力量要因孩子年龄大小、体质强弱而异,酌情而定。治疗小儿营养性缺铁性贫血选择脾俞、胃俞、三焦俞、肾俞重提,目的是通过此手法,加强对背部脏腑腧穴的刺激,用以调畅小儿气血,起到调和脾胃、运脾补肾、补益气血的作用。

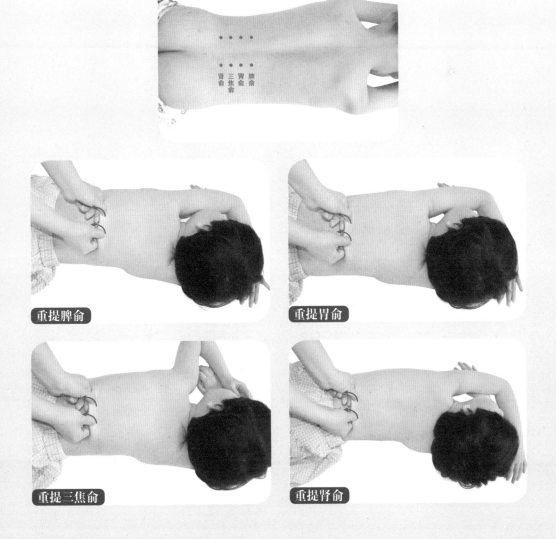

重提脾俞

重提胃俞

重提三焦俞

重提肾俞

◎ 辨证推拿

在冯氏捏积手法的基础上,根据不同证型可分别选择补脾经、补胃经、运内八卦、揉板门、推四横纹、摩腹、揉足三里、补肾经。

饮食喂养不当型 选择补脾经100次、补胃经100次、运内八卦100次、揉板门300次、推四横纹50～100次、摩腹200次。

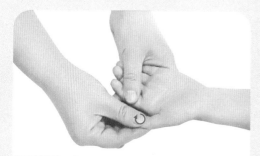

补脾经 拇指末节螺纹面,用拇指按揉

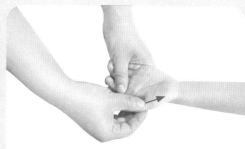

补胃经 大鱼际外侧,从拇指根推至掌根

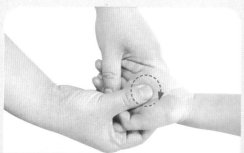

运内八卦 顺时针做运法,运至离宫宜轻按

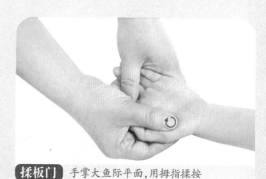

揉板门 手掌大鱼际平面,用拇指揉按

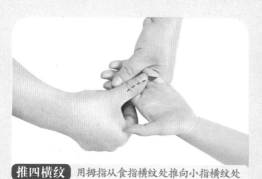

推四横纹 用拇指从食指横纹处推向小指横纹处

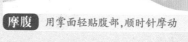

摩腹 用掌面轻贴腹部,顺时针摩动

先天不足型 选择补脾经 100 次、补肾经 100 次、运内八卦 100 次、揉中脘 100 次、揉板门 300 次、摩腹 200 次、揉足三里 50 次。

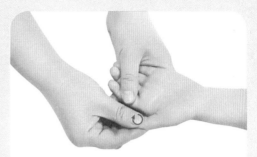

补脾经 拇指末节螺纹面,用拇指按揉

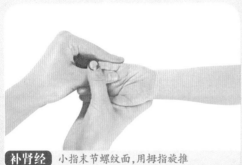

补肾经 小指末节螺纹面,用拇指旋推

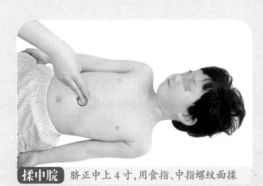

揉中脘 脐正中上 4 寸,用食指、中指螺纹面揉

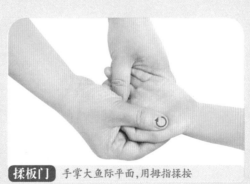

运内八卦 顺时针做运法,运至离宫宜轻按

揉板门 手掌大鱼际平面,用拇指揉按

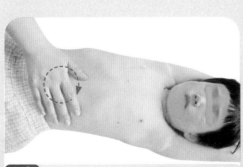

摩腹 用掌面轻贴腹部,顺时针摩动

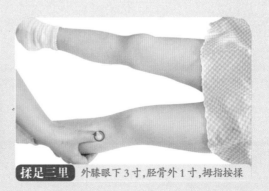

揉足三里 外膝眼下 3 寸,胫骨外 1 寸,拇指按揉

◎ 专家解析

　　本病治疗原则为健脾开胃，益气养血。冯氏捏积疗法，可刺激背部膀胱经腧穴及脊柱两侧夹脊穴及督脉，对脾俞、三焦俞及肾俞的刺激可健脾益气、补肾培元，脾胃健，则纳香、纳增；脾胃功能运化正常，则水谷精微物质吸收好；气血生化之源充足，则气血充足。此外，补脾经、补胃经、揉板门可健脾胃，促运化，改善食欲、食量；推四横纹、运内八卦，可以调畅气机，平衡阴阳，从而改善脾胃症状；摩腹可补脾健胃，调和消导。肾是先天之本，脾是后天之本，补脾经、补肾经配合推拿，可起到补先天不足、益后天亏损的作用。

　　采用冯氏捏积疗法治疗小儿营养性缺铁性贫血，治疗疗程是1个月，第1周、第2周每天治疗1次；第3周、第4周隔1天治疗1次。临床观察显示对于轻中度的贫血病人的治疗效果较好。

◎ 中医调理膳食

山药薏苡仁黑芝麻粥

　　山药20克、薏苡仁20克、黑芝麻10克、大米30克，将山药、薏苡仁洗净加水煮，开锅30分钟后加入大米，加水熬煮成粥后加黑芝麻即可食用，适合贫血的小儿食用。

薏苡仁荷叶莲子大枣粥

　　薏苡仁20克、莲子10克、荷叶5克、大枣10克、大米30克，薏苡仁、莲子洗净加水500克，熬煮30分钟后，加荷叶、大米煮至大米烂熟，适合脾胃虚弱、喂养不当型贫血的小儿服用。

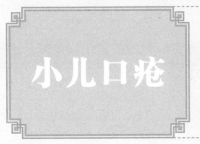

小儿口疮常发生在小儿口腔、舌面及咽颊部,伴有疼痛、流口水,可有发热,孩子哭闹不安,影响进食,甚则拒绝进食进水。

◎　疾病概述

1. 小儿口疮的主要病因

(1)由于外感风热之邪,由口鼻而入,内蕴脾胃,熏烁口舌,导致小儿口舌生疮,红肿热痛,常伴有发热。

(2)小儿素有内热,如果脾胃、心经积热,就会出现舌边、舌尖生疮。喂养不当,恣食辛辣肥甘食物,可以造成火热上炎而生口疮。

(3)由于小儿素体娇弱,耗损阴津,水不制火,虚火上炎,也可以出现口疮。此类型口疮无肿疼,周期性发作,迁延不愈。

2. 小儿口疮的临床表现

(1)感受风热之邪:表现为发热,咽喉肿痛,啼哭不止,拒食拒水,烦躁不安,手足心热,大便秘结,小便黄赤,舌红苔黄,脉浮数,指纹浮紫。

(2)素体积热型:表现为心烦不安,口臭便秘,小便黄赤,舌尖红,苔薄黄或厚腻,脉滑,指纹紫滞。其特点是情绪烦躁不安,孩子哭声响亮,面赤唇红,大便干结。

(3)素体阴虚型:表现为小儿口疮无红肿,疼痛不甚,时起时作,周期性发作,迁延不愈,伴有精神疲倦,盗汗,舌质嫩红,苔少或花剥,脉细数,指纹淡紫。

3. 小儿口疮的生活调养

(1)口疮患儿在养护上,要注意保持口腔卫生,进食后经常漱口。特别是患急性热病的小儿,更应注意口腔护理。

(2)饮食上宜清淡,多食新鲜水果、蔬菜,禁食辛辣、油炸食品,晚餐不要过饱,防止小儿积食生热。

(3)反复口疮的孩子注意补充维生素,增强体质。

◎ 捏积治疗

　　运用冯氏捏积手法,操作者在捏拿患儿脊背第5遍开始,重提患儿督脉两旁膀胱经的脏腑腧穴,用双手的拇指与食指合作分别在脾俞、心俞、胃俞、肾俞上重提,目的是通过这个手法,加强对小儿背部脏腑腧穴的刺激,用以调整小儿阴阳及脏腑功能,运脾和中,清心之热,起到清热解毒、泻心脾实热、滋阴降火、引火归元的作用。

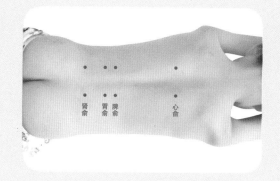

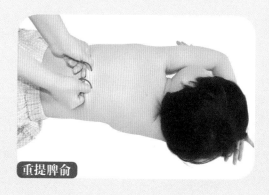

重提脾俞

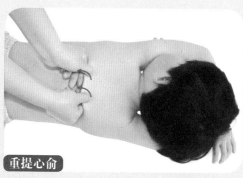

重提心俞

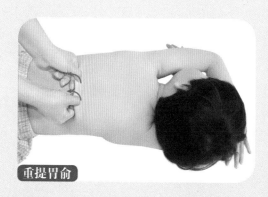

重提胃俞

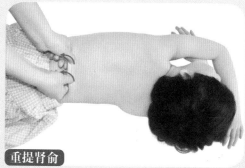

重提肾俞

◎　辨证推拿

在冯氏捏积手法的基础上，根据不同证型可分别选择分阴阳、补脾经、运内八卦、揉板门、清肝经、清肺经、揉小天心、清心经。

感受风热之邪　选择分阴阳 30 ～ 50 次、揉板门 300 次、清肺经 100 ～ 200 次、清心经 100 次。

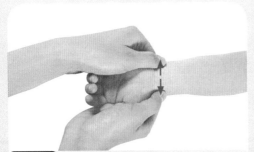
分阴阳　腕部大横纹处，从中点向左右分推

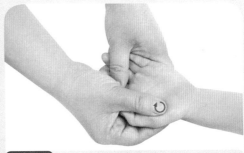
揉板门　手掌大鱼际平面，用拇指揉按

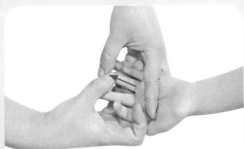
清肺经　无名指末节螺纹面，从无名指根推到指尖

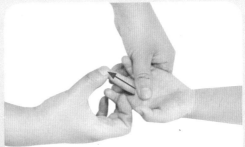
清心经　中指末节螺纹面，从中指指根推到指尖

素体积热型　选择分阴阳 30 ～ 50 次、揉板门 300 次、补脾经 100 次、运内八卦 100 次、清心经 100 次、清肝经 100 次。

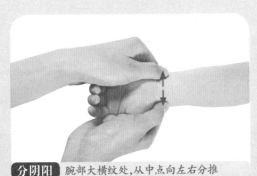
分阴阳　腕部大横纹处，从中点向左右分推

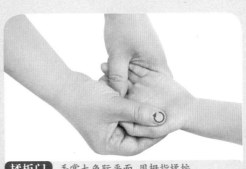
揉板门　手掌大鱼际平面，用拇指揉按

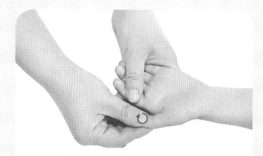

补脾经 拇指末节螺纹面,用拇指按揉

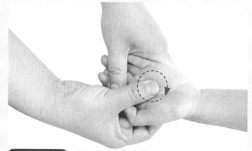

运内八卦 顺时针做运法,运至离宫宜轻按

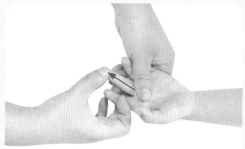

清心经 中指末节螺纹面,从中指指根推到指尖

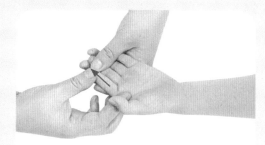

清肝经 食指末节螺纹面,从食指指根推到指尖

素体阴虚,虚火上炎型 选择补脾经 100 次、运内八卦 100 次、揉小天心 30~50 次、清心经 100 次、清肝经 100 次。

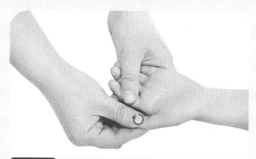

补脾经 拇指末节螺纹面,用拇指按揉

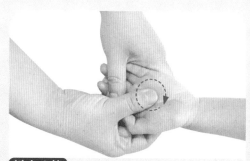

运内八卦 顺时针做运法,运至离宫宜轻按

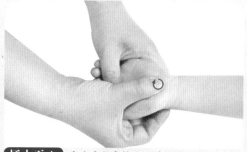

揉小天心 大小鱼际交接处,用拇指按揉

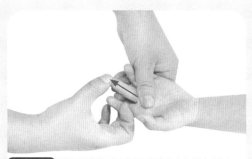

清心经 中指末节螺纹面,从中指指根推到指尖

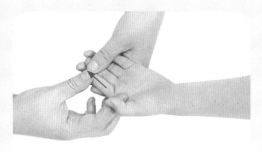

清肝经 食指末节螺纹面,从食指指根推到指尖

◎ 专家解析

　　本病治疗原则为清心泻热,滋阴降火。冯氏捏积疗法,可刺激背部膀胱经腧穴及脊柱两侧夹脊穴,其中对脾俞、心俞、肝俞及肾俞的刺激可健脾益肾、清心舒肝。脾胃健运,则胃热清,食滞消,烦急除,口疮痊愈。清心火,补肾水,水火共济,阴阳调和,滋阴降火,治疗因虚火引起的口疮。此外,分阴阳、清肺经、清肝经、揉板门,既可以发散外感风热,又可以清利心肝之内热,治疗实证引起的小儿口疮。补脾经、运内八卦、揉小天心、清心经、清肝经,清利心脾积热,治疗小儿口疮伴夜寐不安、心烦急躁。

　　运用冯氏捏积手法治疗小儿口疮,要在中医辨证的基础上进行治疗,实证泻之,虚证补之,治疗才可以得效。小儿生口疮时,如正患有某些急性感染性疾病,应积极治疗急性感染性疾病,不宜同时进行捏积治疗,可以等体温正常后再进行捏积治疗。

◎ 中医调理膳食

桑菊薄荷茶

　　桑叶 3 克、菊花 5 克、薄荷 2 克,洗净加开水泡饮,可加少量白糖饮用,有清热润肺的功效,适用于外感风热引起的口疮。

糖渍西瓜肉

将西瓜肉去子、切成条，曝晒至半干，加白糖搅匀腌渍，再曝晒至干，再加白糖少许即可食用，适用于素体积热型口疮。

竹芯茶

灯芯草 2 克、淡竹叶 3 片，煎汤取汁，代茶饮喂，有清心安神的功效，适用于心火旺盛引起的小儿口疮。

芦根石斛茶

鲜芦根 10 克、鲜石斛 3 克，煎汤取汁，代茶饮，有养阴益气生津的功效，适用于阴虚火旺引起的小儿口疮。

内金萝卜茶

鸡内金 3 克、白萝卜 10 克，洗净煮汁饮用，适合内有积热型口疮的孩子服用。

冰糖银耳羹

银耳 10 ～ 12 克、冰糖适量，银耳加冷开水浸 1 小时左右，待银耳发涨后再加冷开水及冰糖适量，放蒸锅内蒸熟，一顿或分顿食用，每日 1 次，适用于虚火上炎型口疮。

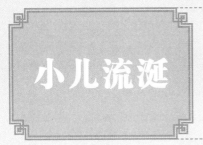

小儿流涎又称"滞颐",俗称流口水。1岁以内的小儿,口腔容积较小,不会调节口水,流涎是正常的。但1岁以上的小儿除了长牙、食物刺激等情况外,平时流涎过多,就属于病态了。小儿流涎的病因通常为脾胃虚寒和饮食停滞,一般饮食停滞偏于实证,脾胃虚寒偏于虚证。

◎ 疾病概述

1. 小儿流涎的主要病因

(1)喂养不当,或是添加辅食不当。小儿的脾胃正处于发育阶段,消化吸收功能比较弱,过早、过量地添加辅食,会使孩子的脾胃负担过重,消化功能受到损伤,易产生食积,从而导致流涎。此类孩子临床表现的特点为口水黏腻。

(2)素体脾虚。小儿脏腑娇嫩,脾常不足,加之小儿乳食不能自我调节,喂养不当或病后失于调养,造成脾胃受损,久而久之使脾胃虚损,而致流涎。

2. 小儿流涎的临床表现

(1)喂养过量,食积化热型:表现为口水黏腻,不思乳食,口气酸腐,肚子胀气,大便干燥,哭闹不安,舌红,苔厚腻,脉滑,指纹紫滞。

(2)病后脾胃虚寒型:表现为口水清稀量多,面色苍白无光泽,口唇色淡,不思饮食,手足不温,大便稀软不成形,舌质淡,苔白,脉沉缓,指纹淡。

3. 小儿流涎的生活调养

(1)科学喂养,讲究适时、适量、适度。

(2)要培养小儿良好的卫生习惯和生活习惯,纠正小儿吸吮手指的不良习惯。

◎ 捏积治疗

运用冯氏捏积手法,操作者在捏拿患儿脊背第5遍开始,重提患儿督脉两旁膀胱经的脏腑腧穴,用双手的拇指与食指合作分别将脏腑腧穴处的皮肤,在捏拿的基础上,用较强的力量向后上方提拉一下。治疗小儿流涎选胃俞、脾俞、大肠俞、三焦俞重提,目的是通过这个手法,加强对背部脏腑腧穴的刺激,用以调整小儿脏腑的功能,起到补益脾胃、消食化积、化湿导滞的作用。

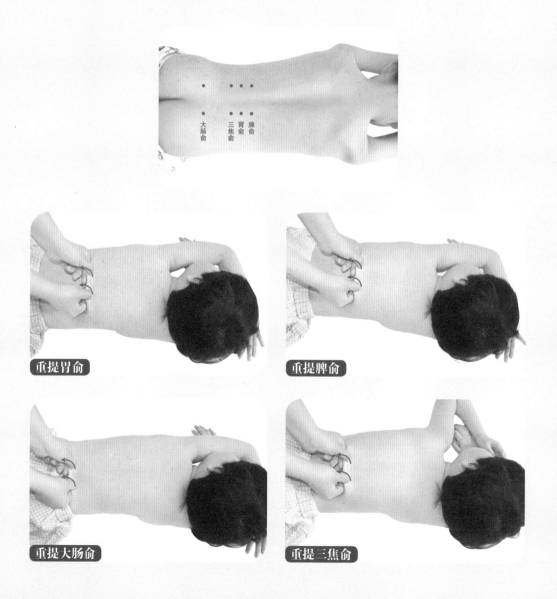

重提胃俞

重提脾俞

重提大肠俞

重提三焦俞

◎ 辨证推拿

在冯氏捏积手法的基础上,根据不同证型可分别选择补脾经、清胃经、运内八卦、揉板门、清大肠、退六腑、揉天枢、推上三关。

喂养过量,食积化热型 选择补脾经 100 次、揉板门 300 次、清胃经 100 次、清大肠 100 次、退六腑 100 次。

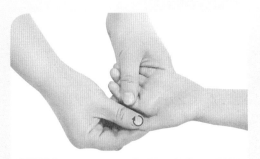

补脾经 拇指末节螺纹面,用拇指按揉

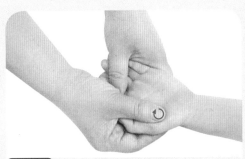

揉板门 手掌大鱼际平面,用拇指揉按

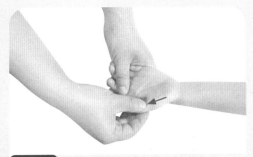

清胃经 大鱼际外侧,从掌根推至拇指根

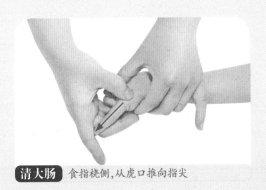

清大肠 食指桡侧,从虎口推向指尖

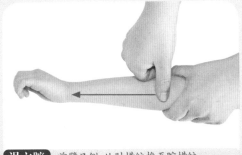

退六腑 前臂尺侧,从肘横纹推至腕横纹

病后**脾胃虚寒型** 选择补脾经100次、运内八卦100次、揉板门300次、揉天枢100次、推上三关30～50次。

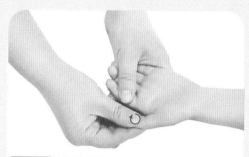

补脾经 拇指末节螺纹面,用拇指按揉

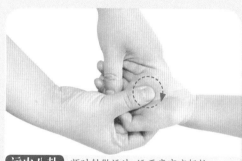

运内八卦 顺时针做运法,运至离宫宜轻按

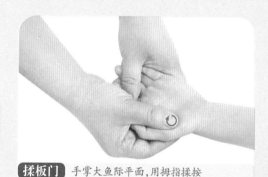

揉板门 手掌大鱼际平面,用拇指揉按

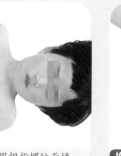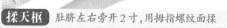

揉天枢 肚脐左右旁开2寸,用拇指螺纹面揉

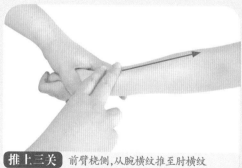

推上三关 前臂桡侧,从腕横纹推至肘横纹

◎　专家解析

　　本病治疗原则为健脾益气,消导化湿。冯氏捏积疗法,可刺激背部膀胱经腧穴及脊柱两侧夹脊穴,其中对脾俞、胃俞、大肠俞及三焦俞的刺激可健脾益气、清胃消导。脾胃健运,则胃热自清,食积消除,流涎痊愈。此外,补脾经、揉板门、清胃经、清大肠、退六腑,既可以清利胃热、大肠热,又可以清利三焦之热,治疗实证引起的小儿流涎;补脾经、运内八卦、揉板门、揉天枢、推上三关,健脾温中,补虚散寒,治疗小儿虚寒引起的流涎。

　　治疗小儿流涎宜在早晨空腹时捏积,中医认为早晨是人体胃气生发的时间,此时进行捏积治疗可以促进脾胃运化功能,增强健脾益气、消食化湿的作用。

◎　中医调理膳食

橘皮山楂汁

　　橘皮10克、山楂20克,洗净加水煎,去渣取汁,加少量白糖饮用,适合食积流涎的孩子服用。

白术糖

　　生白术30～60克、绵白糖50～100克。先将生白术晒干后,研为细粉,过筛;再把白术粉同绵白糖和匀,加水适量,调拌成糊状,放入碗内,隔水蒸或置饭锅上蒸熟即可。每日服10～15克,分2～3次,温热时嚼服,连服7～10天。本方健脾摄涎,适用于小儿流涎。

砂仁陈皮莲子粥

　　砂仁3克、陈皮6克、莲子10克、大米30克,洗净加水煮,煮熟加少量白糖饮用,适合病后脾胃虚弱所致流涎的孩子服用。

姜糖神曲茶

　　生姜2片、神曲半块、食糖适量。将生姜、神曲、食糖同放罐内,加水煮沸即成,代茶饮,每日2～3次。本方健脾温中,止涎,适用于小儿流涎。

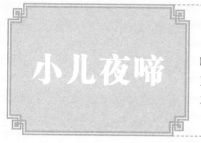

小儿夜啼常发生在婴儿时期,孩子白天如常,入夜睡眠时啼哭不安,甚则通宵达旦地哭闹,老百姓俗称"夜哭郎"。由于伤乳、发热及其他疾病因素引起的小儿啼哭不属于夜啼。

◎ 疾病概述

1. 小儿夜啼的主要病因

(1)由于母亲素体虚寒,或是在怀孕期间恣食、嗜食生冷,导致小儿先天禀赋不足,脾寒内生,而常出现夜啼。

(2)小儿素体内热,体内积热导致心火盛,若怀孕母亲平素就嗜食辛辣、油腻食物,也可以蕴热遗于孩子,小儿如果心经积热,心神不宁,可出现夜啼不止。中医讲心火过于亢盛,阴阳不能达到平衡,出现了阴不制阳,而夜间属阴,所以孩子出现夜间不寐,啼哭不止。

(3)由于小儿娇嫩,神气怯弱,神经系统发育尚未完善,中医认为心藏神主惊,如果突然受到惊吓或遇到异常之物,惊则伤神,恐则伤志,导致小儿心神不宁、睡眠不安、孩子惊恐害怕而啼哭。

2. 小儿夜啼的临床表现

(1)脾寒气虚证:表现为啼哭不止,时哭时止,睡觉时蜷卧,手足发凉,吃奶无力,面色青白,口唇颜色淡白,舌淡苔薄白,脉细,指纹淡红。

(2)心经积热证:夜啼的特点是情绪烦躁不安,哭声响亮,面赤唇红,大便干结,小便颜色发黄,舌尖红,苔薄黄,脉滑,指纹色紫。

(3)惊恐伤神证:表现为夜间突然啼哭,哭声尖锐,时急时缓,神情惧怕,惊恐不安,紧紧依偎在大人怀中,舌苔薄白,脉数,指纹色紫。

3. 小儿夜啼的生活调养

在养护上,患夜啼的小儿应注意保持正常的作息时间,饮食上宜清淡饮食,合理喂养,中医讲"胃不和则卧不安",晚餐不要过饱,防止小儿积食。

◎　捏积治疗

　　运用冯氏捏积手法,操作者在捏拿患儿脊背第5遍开始,重提患儿督脉两旁膀胱经的脏腑腧穴,用双手的拇指与食指合作分别在脾俞、心俞、肝俞上重提,目的是通过这个手法,加强对小儿背部脏腑腧穴的刺激,用以调整小儿脏腑的功能,健脾和中,清心肝之热,起到宁心安神定惊的作用。

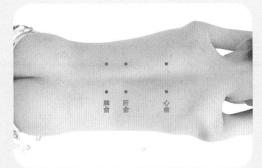

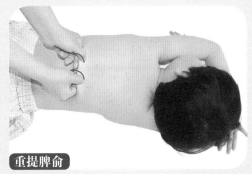

重提脾俞

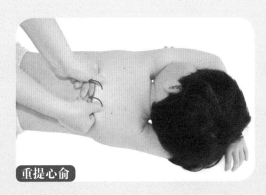

重提心俞

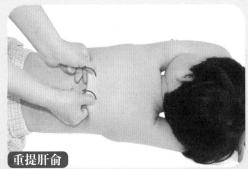

重提肝俞

◎ 辨证推拿

在冯氏捏积手法的基础上,根据不同证型可分别选择分阴阳、补脾经、运内八卦、推四横纹、清肝经、摩腹、揉神阙、揉天枢、揉小天心、清心经。

脾寒气虚证 选择分阴阳30 ~ 50次、补脾经100次、运内八卦100次、揉天枢100次、推四横纹50 ~ 100次、摩腹200次。

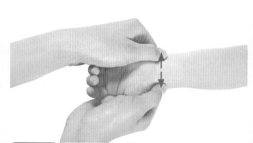

分阴阳 腕部大横纹处,从中点向左右分推

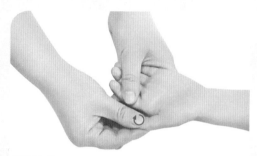

补脾经 拇指末节螺纹面,用拇指按揉

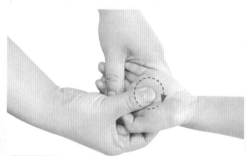

运内八卦 顺时针做运法,运至离宫宜轻按

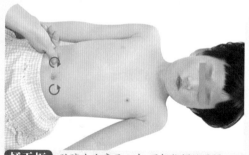

揉天枢 肚脐左右旁开2寸,用拇指螺纹面揉

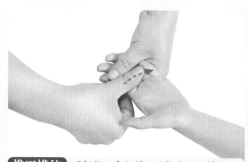

推四横纹 用拇指从食指横纹处推向小指横纹处

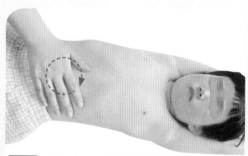

摩腹 用掌面轻贴腹部,顺时针摩动

心经积热证　选择分阴阳30～50次、揉板门300次、补脾经100次、清心经100次。

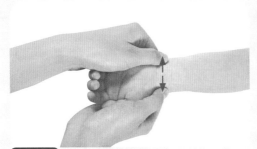

分阴阳　腕部大横纹处，从中点向左右分推

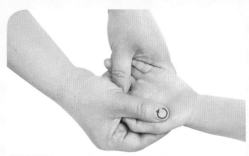

揉板门　手掌大鱼际平面，用拇指揉按

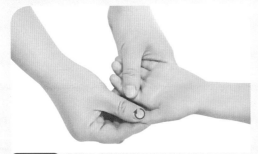

补脾经　拇指末节螺纹面，用拇指按揉

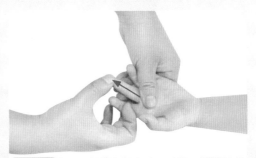

清心经　中指末节螺纹面，从中指指根推到指尖

惊恐伤神证　选择清肝经100次、补脾经100次、运内八卦100次、揉中脘100次、摩腹200次。

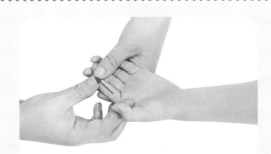

清肝经　食指末节螺纹面，从食指指根推到指尖

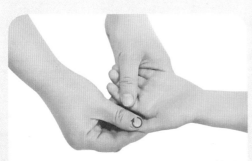

补脾经　拇指末节螺纹面，用拇指按揉

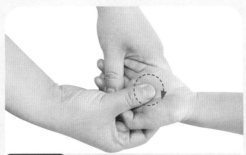

运内八卦　顺时针做运法，运至离宫宜轻按

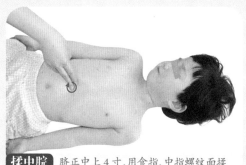

揉中脘 脐正中上4寸,用食指、中指螺纹面揉

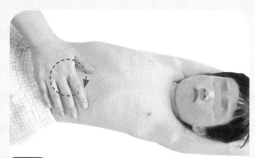

摩腹 用掌面轻贴腹部,顺时针摩动

◎ 专家解析

　　本病治疗原则为调理脏腑,清心安神定惊。冯氏捏积疗法,可刺激背部膀胱经腧穴及脊柱两侧夹脊穴,其中对脾俞、心俞、肝俞及肾俞的刺激可健脾益气、清心舒肝,脾胃气机运转,则纳增神安。此外,补脾经、清心经、清肝经、揉板门、推四横纹、运内八卦,可健脾胃,促运纳,清心安神,调畅气机,平衡阴阳,气机调畅则肝气亦舒,烦急不安症状可减;摩腹可补脾健胃,调和消导,故可改善夜啼症状。

　　运用冯氏捏积手法治疗小儿夜啼,宜在晚间捏积,中医认为此时进行捏积治疗可以起到宁心安神的功效。夜啼小儿如同时患有某些急性感染性疾病,不宜同时进行捏积治疗,可以等疾病痊愈后再进行捏积治疗。

◎ 中医调理膳食

消积茶

　　山楂5克、麦芽5克,洗净加水煎,去渣取汁加少量白糖饮用,有消食化滞、行气消胀的功效,适合脾虚食积所致夜啼的孩子服用。

百合莲子茶

　　百合20克、莲子20克,洗净煮汁饮用,适合受到惊吓所致夜啼的孩子服用。

竹芯茶

　　灯芯草2克、淡竹叶3片,煎汤取汁,代茶喂饮,有清心安神的功效,适用于因心火旺盛引起的小儿夜啼。

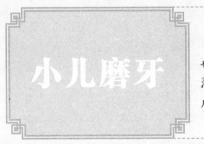

小儿磨牙

小儿磨牙通常是指上下牙齿互相摩擦,咯咯作响,也称"咬牙",常常发生在夜间睡眠时,是由于孩子脾胃薄弱,饮食不规律、饮食过量,或情志不畅,脾虚肝热造成的。

◎ 疾病概述

1. 小儿磨牙的主要病因

(1)饮食过量,胃肠积热,小儿脾胃消化功能较弱,如果进食太饱,加重了孩子的胃肠道负担,影响孩子的消化功能,造成胃肠积热而致磨牙,表现为睡中磨牙。

(2)平素脾胃虚弱,先天脾胃运化不足,肝常有余,脾虚肝旺,则出现小儿磨牙。

2. 小儿磨牙的临床表现

(1)饮食过量,胃肠积热型:表现为牙齿咯咯作响,脘腹部胀满,伴有不思饮食,口渴喜饮,或口气酸腐,烦躁不安,手心发热,舌质红,舌苔厚腻,脉沉滑,指纹紫滞。

(2)脾虚肝旺型:表现为夜间磨牙时作时止,遇紧张、情绪激动时加重,平素烦急易怒,厌食,舌质淡,苔白,脉细弦,指纹红。

3. 小儿磨牙的生活调养

(1)治疗期间禁食冷饮、煎炸、黏腻等不易消化的食物。

(2)合理喂养,适量适度,粗细粮、荤素菜搭配,防止孩子营养不良,教育孩子不偏食、不挑食,晚餐不要过饱,以免引起胃肠不适。

(3)注意保持小儿良好心态,应当给孩子创造一个舒适、和谐、欢乐的环境,消除小儿紧张、焦虑的情绪。

(4)有些孩子牙齿排列不齐,咬合紊乱,容易出现磨牙,应请口腔科医生治疗。

◎ 捏积治疗

　　运用冯氏捏积手法,操作者在捏拿患儿脊背第5遍开始,重提患儿督脉两旁膀胱经的脏腑腧穴,用双手的拇指与食指合作分别将脏腑腧穴处的皮肤,在捏拿的基础上,用较重的力量向后上方提拉。治疗小儿磨牙选脾俞、胃俞、肝俞、三焦俞重提,目的是通过这个手法,加强对背部脏腑腧穴的刺激,用以调整小儿脏腑的功能,使之起到健脾和胃、柔肝理气、消食导滞的作用。

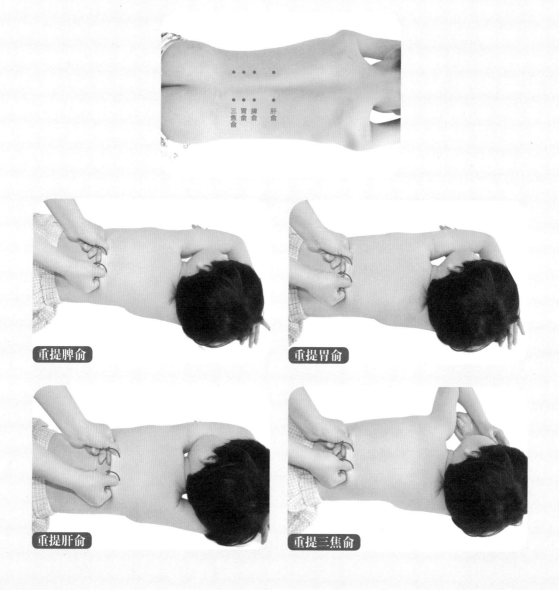

重提脾俞　　重提胃俞

重提肝俞　　重提三焦俞

◎ 辨证推拿

在冯氏捏积手法的基础上,根据不同证型可分别选择补脾经、运内八卦、推四横纹、清肝经、清大肠、揉板门、揉天枢、揉中脘、退六腑。

饮食过量,胃肠积热型 选择清大肠 100 次、揉板门 300 次、推四横纹 50 ~ 100 次、揉天枢 100 次、揉中脘 100 次、补脾经 100 次、退六腑 100 次。

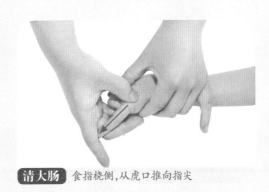

清大肠 食指桡侧,从虎口推向指尖

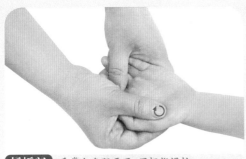

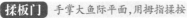

揉板门 手掌大鱼际平面,用拇指揉按

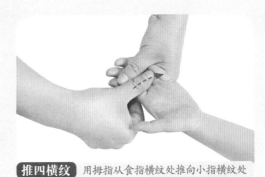

推四横纹 用拇指从食指横纹处推向小指横纹处

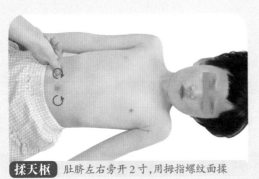

揉天枢 肚脐左右旁开 2 寸,用拇指螺纹面揉

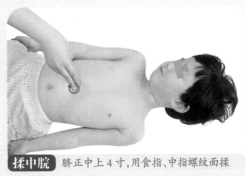

揉中脘 脐正中上 4 寸,用食指、中指螺纹面揉

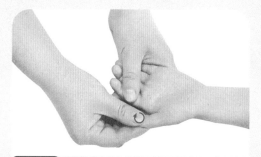

补脾经 拇指末节螺纹面,用拇指按揉

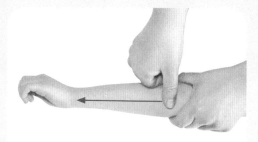

退六腑 前臂尺侧,从肘横纹推至腕横纹

脾虚肝旺型 选择补脾经100次、清肝经100次、运内八卦100次、推四横纹50~100次、揉天枢100次、揉中脘100次、揉板门300次。

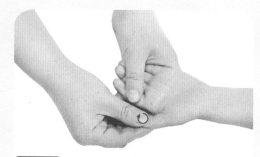

补脾经 拇指末节螺纹面,用拇指按揉

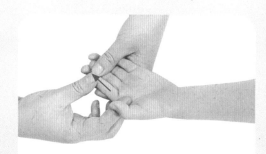

清肝经 食指末节螺纹面,从食指指根推到指尖

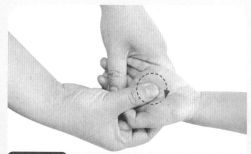

运内八卦 顺时针做运法,运至离宫宜轻按

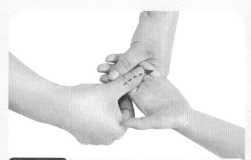

推四横纹 用拇指从食指横纹处推向小指横纹处

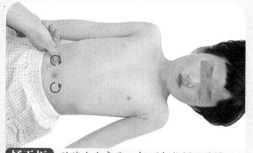

揉天枢 肚脐左右旁开2寸,用拇指螺纹面揉

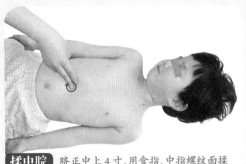

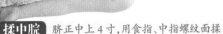

揉中脘 脐正中上4寸,用食指、中指螺纹面揉

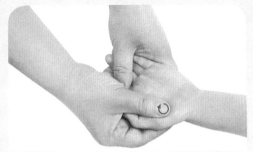

揉板门 手掌大鱼际平面,用拇指揉按

◎ 专家解析

本病治疗总原则是消食导滞,健脾柔肝。根据不同的证型分别采用消导食滞、健脾疏肝等治疗方法。冯氏捏积疗法,可刺激背部膀胱经腧穴及脊柱两侧夹脊穴,其中对脾俞、胃俞、肝俞及三焦俞的刺激可健脾助运、疏肝清胃。脾健运,中焦运化正常,则食滞食积消除,胃和则夜寐安。此外,补脾经、清肝经可以健脾柔肝,清肝之热,治疗因脾虚肝热引起的小儿流涎;运内八卦、推四横纹健脾消食导滞;揉天枢、揉中脘、揉板门、退六腑可以清利胃、大肠、三焦之热,治疗胃热实证引起的小儿流涎。

治疗小儿磨牙宜在早晨空腹时、晚间睡眠前各捏积一次,中医认为早晨是人体胃气生发的时间,此时进行捏积治疗可以增强小儿脾胃运化功能,晚间捏积治疗可以起到安神助眠、消食导滞的作用。

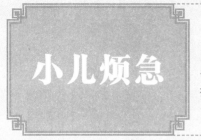

小儿烦急是指小儿情绪容易激动,平时烦躁不安,稍不顺心就大哭大闹,或经常毫无原因地发脾气、哭闹,俗称"脾气大"。

◎ 疾病概述

1. 小儿烦急的主要病因

小儿烦急发生的原因以病后失调、小儿素体脾虚最为常见。

(1)病后失调。小儿罹患呼吸系统、消化系统疾病后,病后体虚,阴阳平衡失调,小儿脾胃受损,或心经积热,或肝气郁结,表现为病后烦急不安,脾气大增。

(2)小儿素体脾虚,导致小儿脾虚肝热,肝火上炎,心神不宁,睡眠不安,出现烦急。

2. 小儿烦急的临床表现

(1)病后烦急不安型:表现为病后烦急,稍不顺心就易哭易闹,或毫无原因地发脾气,睡眠不安,食欲不振,大便干燥,舌尖红,苔薄黄,脉滑,指纹色紫。

(2)脾虚肝旺型:表现为孩子惊恐不安,脾气烦急,夜间啼哭,不思饮食,小便黄,大便干结,舌质红,苔薄黄,脉细弦,指纹色紫。

3. 小儿烦急的生活调养

(1)病后注意合理喂养,适量适度,不要忙于进补。

(2)要注意培养孩子良好的情绪管理能力,不要过分溺爱孩子。

◎ 捏积治疗

　　运用冯氏捏积手法,操作者在捏拿患儿脊背第 5 遍开始,重提患儿督脉两旁膀胱经的脏腑腧穴,用双手的拇指与食指合作分别将脏腑腧穴处的皮肤,在捏拿的基础上,用较重的力量向后上方牵拉。治疗小儿烦急选脾俞、心俞、肝俞、大肠俞重提,目的是通过这个手法,加强对背部脏腑腧穴的刺激,用以调整小儿脏腑阴阳平衡,使之起到健脾柔肝、宁心除烦的作用。

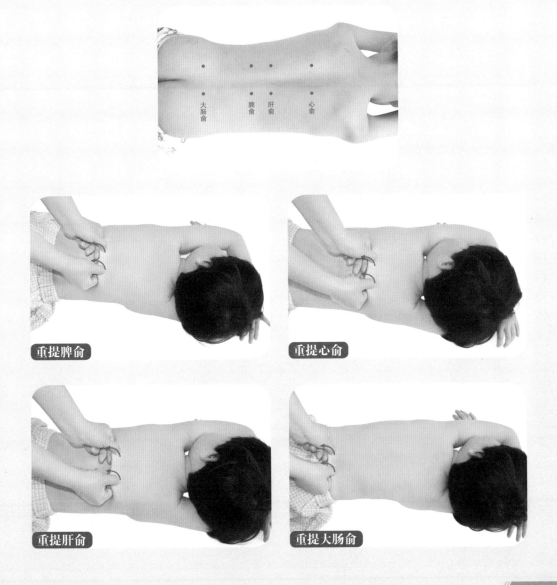

重提脾俞　　　　　　　　　　重提心俞

重提肝俞　　　　　　　　　　重提大肠俞

◎ 辨证推拿

在冯氏捏积手法的基础上,根据不同证型可分别选择补脾经、运内八卦、退六腑、清大肠、清肝经、清心经、揉足三里。

病后烦急不安型 选择补脾经 100 次、清大肠 100 次、清心经 100 次、退六腑 100 次、揉足三里 50 次。

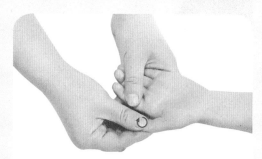

补脾经 拇指末节螺纹面,用拇指按揉

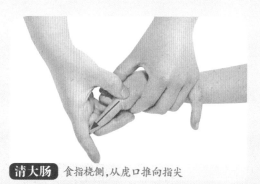

清大肠 食指桡侧,从虎口推向指尖

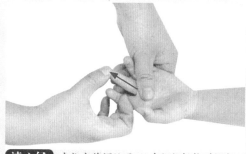

清心经 中指末节螺纹面,从中指指根推到指尖

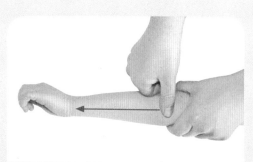
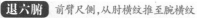

退六腑 前臂尺侧,从肘横纹推至腕横纹

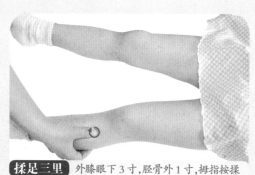

揉足三里 外膝眼下 3 寸,胫骨外 1 寸,拇指按揉

脾虚肝旺型 选择补脾经 100 次、运内八卦 100 次、退六腑 100 次、清大肠 100 次、清肝经 100 次、揉足三里 50 次。

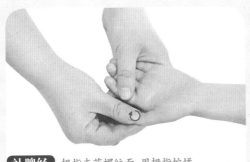

补脾经 拇指末节螺纹面,用拇指按揉

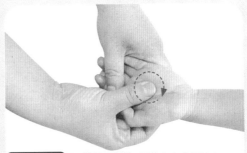

运内八卦 顺时针做运法,运至离宫宜轻按

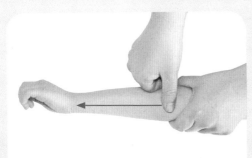

退六腑 前臂尺侧,从肘横纹推至腕横纹

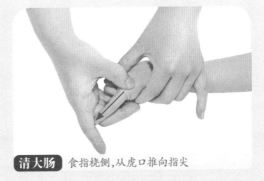

清大肠 食指桡侧,从虎口推向指尖

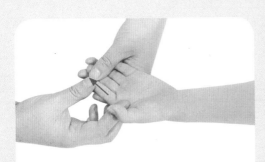

清肝经 食指末节螺纹面,从食指指根推到指尖

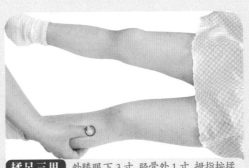

揉足三里 外膝眼下 3 寸,胫骨外 1 寸,拇指按揉

◎ 专家解析

本病治疗总原则是健脾柔肝。根据不同的证型可以分别采用健脾益气、清心除烦等治疗方法。冯氏捏积疗法，可刺激背部膀胱经腧穴及脊柱两侧夹脊穴，其中对脾俞、心俞、肝俞及大肠俞的刺激可健脾疏肝、清心除烦。脾胃运化正常，则食滞食积消除，胃热可祛。此外，补脾经、运内八卦、清肝经可以健脾柔肝，清肝经之郁热，治疗因脾虚肝亢引起的小儿烦急不安症；清大肠、清心经、退六腑、揉足三里清病后余邪，平衡阴阳，帮助小儿机体恢复，治疗病后小儿烦急症。治疗病后小儿烦急期间，禁食芸豆、螃蟹，以及煎炸、寒凉食品。

◎ 中医调理膳食

荷叶竹叶绿豆粥

荷叶 10 克、竹叶 2 克、绿豆 10 克、大米 30 克，将大米、绿豆洗净加水煮，待大米开花后加入荷叶、竹叶，即可食用，适合病后烦急的孩子食用。

神曲山楂陈皮粥

神曲 10 克、山楂 10 克、陈皮 10 克、大米 30 克，神曲捣碎，山楂、陈皮、大米洗净，加水适量煮熟食用，适合脾虚肝旺型烦急的孩子服用。

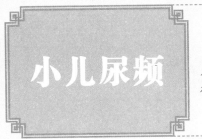

小儿尿频是以小便次数增多为主要表现的病症,小儿尿频多发于学龄前儿童及婴幼儿,女孩子多见,治疗不彻底容易反复发作,影响孩子的健康。

◎ 疾病概述

1. 小儿尿频的主要病因

(1)脾肾不足。小儿脾肾不足,肾气不足则气化不行,水液运化不利,膀胱约束尿液不利而出现尿频。

(2)湿热内蕴。小儿脾虚运化功能薄弱,若喂养不当,积食内蕴,化为湿热,或孩子外感湿热及外阴受到粪便污染,致使湿热蕴结,而引起小儿尿频。

2. 小儿尿频的临床表现

(1)脾肾不足型:表现为小便次数增多,无尿急、尿痛,面色萎黄,口唇色淡,疲乏无力,食欲不振,手足发凉,舌质淡,苔薄白,脉细弱,指纹淡。

(2)湿热内蕴型:表现为小便频数,尿急、尿痛,小便黄赤,啼哭烦躁,舌质红,苔腻,脉数有力,指纹紫滞。

3. 小儿尿频的生活调养

(1)注意清洁卫生,不穿开裆裤、紧身裤,保持外阴部清洁干燥。

(2)鼓励小儿养成良好的排尿习惯,加强体育锻炼。

(3)泌尿道畸形、结石、肿瘤等也可引起小儿尿频,应做好相关检查,排除其他疾病。

(4)要注意区分是否是饮食性的多尿,如果尿频同时每次尿量也多,而没有其他表现的话,应考虑是否是喝水太多了。

(5)尿频有时也与孩子希望引起父母注意有关。家长要及时发现这种情况,多关注孩子,改掉这种不良习惯,否则,就有可能落下习惯性、精神性尿频的毛病。

◎ 捏积治疗

　　运用冯氏捏积手法,操作者在捏拿患儿脊背第 5 遍开始,重提患儿督脉两旁膀胱经的脏腑腧穴,用双手的拇指与食指合作分别在脾俞、心俞、三焦俞、肾俞重提,在捏拿的基础上,用较重的力量向后上方提拉。此外,在肾俞穴上揉按的力度要适当加重。治疗小儿尿频选择脾俞、心俞、三焦俞、肾俞重提,以及在肾俞穴处重揉按,目的是通过此手法,加强对背部脏腑腧穴的刺激,用以调整小儿阴阳气血,起到补脾制水、补肾固元、清热利湿、调摄水道的作用。

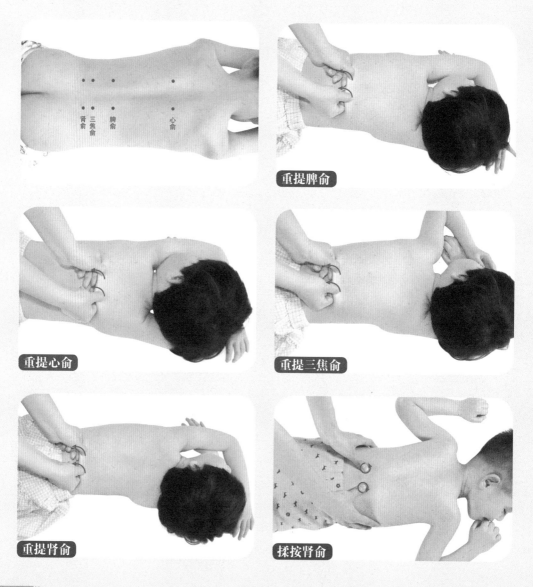

重提脾俞

重提心俞

重提三焦俞

重提肾俞

揉按肾俞

◎ 辨证推拿

　　在冯氏捏积手法的基础上,根据不同证型可分别选择补脾经、补肾经、运内八卦、揉板门、上推七节骨、下推七节骨、清心经、退六腑、揉小天心、揉足三里。

脾肾不足型　选择补脾经100次、补肾经30次、运内八卦100次、揉板门300次、上推七节骨50 ~ 100次、揉足三里50次。

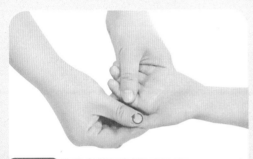
补脾经　拇指末节螺纹面,用拇指按揉

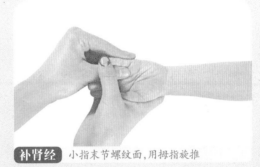
补肾经　小指末节螺纹面,用拇指旋推

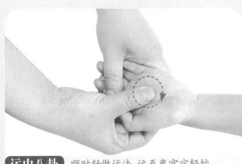
运内八卦　顺时针做运法,运至离宫宜轻按

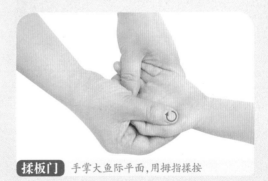
揉板门　手掌大鱼际平面,用拇指揉按

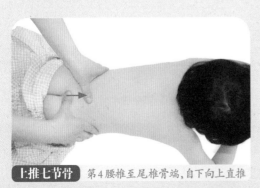
上推七节骨　第4腰椎至尾椎骨端,自下向上直推

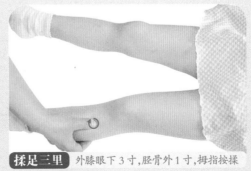
揉足三里　外膝眼下3寸,胫骨外1寸,拇指按揉

湿热内蕴型 选择清心经 100 次、退六腑 100 次、下推七节骨 50 ~ 100 次、揉小天心 30 ~ 50 次。

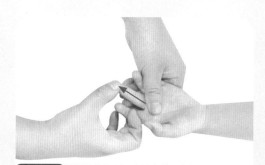

清心经 中指末节螺纹面,从中指指根推到指尖

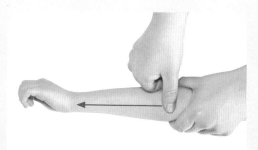

退六腑 前臂尺侧,从肘横纹推至腕横纹

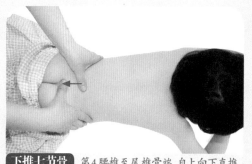

下推七节骨 第 4 腰椎至尾椎骨端,自上向下直推

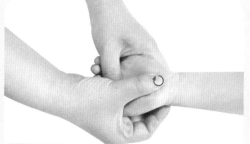

揉小天心 大小鱼际交接处,用拇指按揉

◎ 专家解析

　　本病治疗原则为健脾益气,补肾固摄,清热利湿。冯氏捏积疗法,可刺激背部膀胱经腧穴及脊柱两侧夹脊穴,其中对脾俞、心俞、三焦俞、肾俞的刺激可起到健脾益气、补肾固本、清热利尿的作用。此外,补脾经、补肾经、运内八卦、揉板门,脾肾同治,治水之上下源;揉足三里、上推七节骨,重点温补肾元,振奋肾阳,固摄水源;清心经、退六腑、下推七节骨、揉小天心,清心泻热,利湿化浊,治疗湿热内蕴引起的尿频。治疗小儿尿频需要的时间较长,采用冯氏捏积疗法治疗的疗程约为 1 个月,每周治疗 6 天,连续治疗 4 周。

◎　中医调理膳食

白果山药枸杞粥

　　白果 3 克、山药 10 克、枸杞 5 克、大米 30 克，将白果、山药、枸杞洗净加水煮，开锅 30 分钟后加入大米，加水熬煮成粥后即可食用，适合脾肾不足型尿频的小儿食用。

鲜芦茅根玉米须茶

　　鲜芦根 20 克、鲜茅根 20 克、玉米须 5 克，洗净加水煮，代茶饮，适合湿热内蕴型尿频的小儿服用。

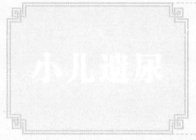

小儿遗尿是指3岁以上的小儿在睡眠中小便自遗,轻者数日1次,重者一夜数次。本病男孩多于女孩,病程较长,容易反复发作,影响孩子的身心发育。

◎ 疾病概述

1. 小儿遗尿的主要病因

(1)先天肾气不足。小儿先天禀赋不足,或孕母在妊娠时罹患各种疾病,或早产、多胎,使肾气虚弱,肾阳不足,不能温煦膀胱,膀胱失职,不能制约尿液,发为遗尿。

(2)脾肺气虚。中医认为脾、肺、肾三脏共同完成水液的正常代谢,若脾肺气虚,脾虚不能运化水湿,肺虚不能治节及通调水道,而导致遗尿。

(3)心肾失交。孩子心火亢盛,加之肾水不足,心肾失交则小便自遗。

(4)肝经湿热。肝经有湿热,下注膀胱,膀胱不能约束小便,则发生小儿遗尿。

2. 小儿遗尿的临床表现

(1)先天肾气不足型:表现为夜间遗尿,一夜数次,小便清长,面色不华,疲乏无力,盗汗,舌质淡,苔薄白,脉细无力,指纹淡。

(2)肺脾气虚型:表现为白天尿频量多,夜间遗尿,食欲不振,活动后汗出,容易感冒,舌质淡,苔薄白,脉弱无力,指纹淡。

(3)心肾失交型:表现为睡眠不安,睡中遗尿,烦躁,形体消瘦,汗出不温,舌质红,苔剥,脉沉细数,指纹紫。

(4)肝经湿热型:表现为睡眠中遗尿,口渴烦躁,小便色黄,舌质红,苔黄腻,脉滑数,指纹紫。

3. 小儿遗尿的生活调养

(1)合理养护,适度参加户外活动和体育锻炼,增强孩子的体质。

(2)纠正小儿不良生活习惯,注意培养睡前排尿、定时叫醒排尿的生活习惯。

(3)进行心理调护,不责罚、不羞辱,消除孩子的恐惧、羞愧情绪。

◎ 捏积治疗

运用冯氏捏积手法,操作者从捏拿患儿脊背第5遍开始,重提患儿督脉两旁膀胱经的脏腑腧穴,用双手的拇指与食指合作分别在心俞、脾俞、肺俞、肝俞、肾俞重提,在捏拿的基础上,用较重的力量向后上方提拉一下。治疗小儿遗尿选择心俞、脾俞、肺俞、肝俞、肾俞重提,目的是通过这个手法,加强对背部脏腑腧穴的刺激,用以调整小儿脏腑的功能,起到健脾益肺、补肾固本、固涩膀胱的作用。同时在膀胱经的肾俞穴上,施以点揉手法,可补肾固涩,肾气足则元气充实,制约尿液的能力增强。

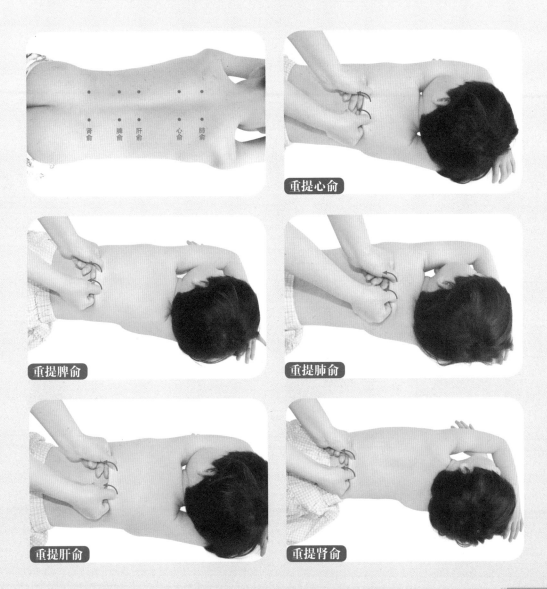

重提心俞

重提脾俞

重提肺俞

重提肝俞

重提肾俞

◎ 辨证推拿

在冯氏捏积手法的基础上,根据不同证型可分别选择补脾经、补肾经、揉外劳宫、上推七节骨、点揉肺俞、揉足三里、揉龟尾、清心经、清肝经、揉百会。

先天肾气不足型 选择补肾经 30 次、补脾经 100 次、揉外劳宫 3 分钟、点揉肺俞 1 分钟、揉龟尾 30 次、揉足三里 50 次、上推七节骨 50 ~ 100 次。

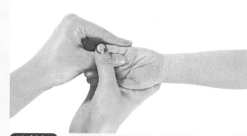

补肾经 小指末节螺纹面,用拇指旋推

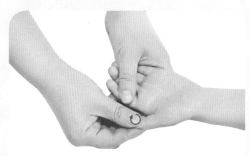

补脾经 拇指末节螺纹面,用拇指按揉

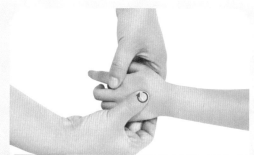

揉外劳宫 手背第 2、第 3 掌骨间凹陷处,拇指揉

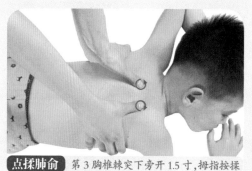

点揉肺俞 第 3 胸椎棘突下旁开 1.5 寸,拇指按揉

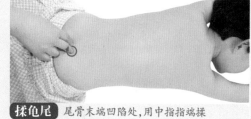

揉龟尾 尾骨末端凹陷处,用中指指端揉

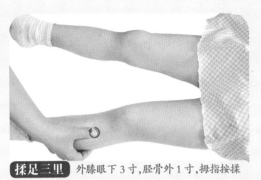

揉足三里 外膝眼下3寸,胫骨外1寸,拇指按揉

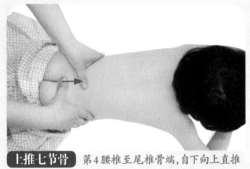

上推七节骨 第4腰椎至尾椎骨端,自下向上直推

肺脾气虚型 选择补脾经100次、点揉肺俞1分钟、推四横纹50～100次、点揉内外劳宫3分钟。

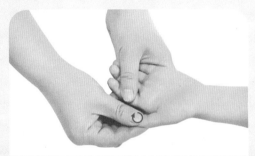

补脾经 拇指末节螺纹面,用拇指按揉

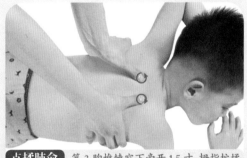

点揉肺俞 第3胸椎棘突下旁开1.5寸,拇指按揉

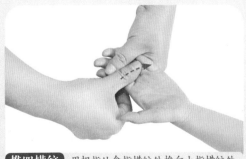

推四横纹 用拇指从食指横纹处推向小指横纹处

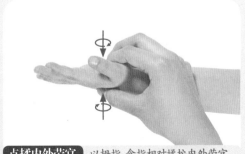

点揉内外劳宫 以拇指、食指相对揉按内外劳宫

心肾失交型 选择补肾经 30 次、补脾经 100 次、揉外劳宫 3 分钟、清心经 100 次、揉百会 30 次、上推七节骨 50～100 次。

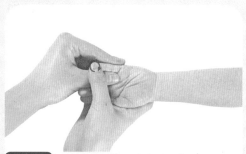

补肾经 小指末节螺纹面，用拇指旋推

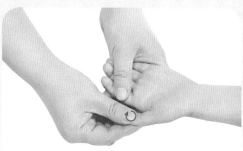

补脾经 拇指末节螺纹面，用拇指按揉

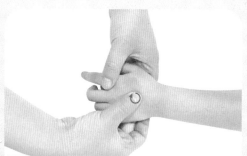

揉外劳宫 手背第 2、第 3 掌骨间凹陷处，拇指揉

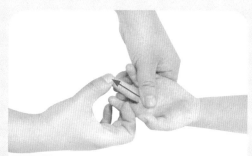

清心经 中指末节螺纹面，从中指指根推到指尖

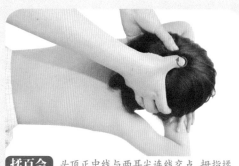
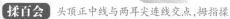

揉百会 头顶正中线与两耳尖连线交点，拇指揉

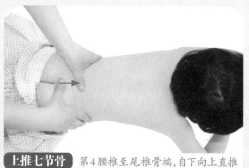

上推七节骨 第 4 腰椎至尾椎骨端，自下向上直推

肝经湿热型　选择清肝经100次、揉百会30次、清心经100次、补肾经30次、揉龟尾30次。

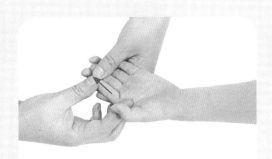

清肝经 食指末节螺纹面，从食指指根推到指尖

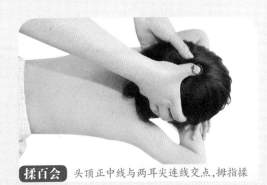

揉百会 头顶正中线与两耳尖连线交点，拇指揉

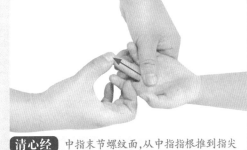

清心经 中指末节螺纹面，从中指指根推到指尖

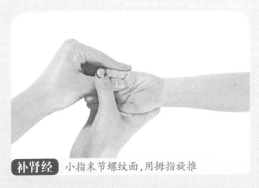

补肾经 小指末节螺纹面，用拇指旋推

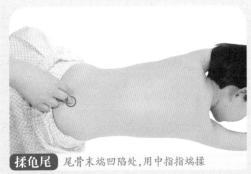

揉龟尾 尾骨末端凹陷处，用中指指端揉

◎ 专家解析

　　本病治疗原则为健脾益肺,补肾固元,固涩膀胱。冯氏捏积疗法,可刺激背部膀胱经腧穴及脊柱两侧夹脊穴,其中对心俞、脾俞、肺俞、肝俞及肾俞的刺激可起到健脾益肺、补肾固本、固涩膀胱的作用。此外,补脾经、点揉肺俞、推四横纹、点揉内外劳宫,主治脾肺气虚型小儿遗尿;补肾经、补脾经、揉外劳宫、揉龟尾、揉足三里、上推七节骨,重点培补肾元,振奋督脉,固摄膀胱;揉百会醒神开窍,增强小儿排尿控制力。用冯氏捏积疗法治疗小儿遗尿宜早晚各治疗1次,加强健脾补肾归元的作用。

◎ 中医调理膳食

山药百合黄精肉末粥

　　山药20克、百合20克、黄精10克、瘦肉末20克、大米30克,将山药、百合、黄精洗净加水煮,开锅30分钟后加入大米、瘦肉末,加水熬煮成粥即可食用,适合先天肾气不足型遗尿小儿食用。

银耳木瓜百合羹

　　银耳10克、百合10克、木瓜20克,银耳、百合、木瓜洗净加水500克,煎煮30分钟后,加淀粉勾芡,加少量白糖食用,适合肺脾气虚型遗尿小儿食用。

银耳蒸鹌鹑蛋

　　银耳10克、鹌鹑蛋10个,银耳泡发、鹌鹑蛋洗干净放入碗中,加水适量后,上锅蒸30分钟后,加少许盐,食用,每天1次,每次3个鹌鹑蛋,适合心肾失交型遗尿小儿食用。

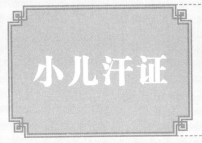

汗证是指小儿在正常环境中,安静状态下,全身或局部出汗过多,甚则大汗淋漓的一种病症。汗证常见于5岁以内的孩子。小儿汗证的发生,多由体虚所致,有自汗、盗汗之分。睡中出汗,醒时汗止为盗汗;不分昼夜,无故汗出者为自汗。

◎ 疾病概述

1. 小儿汗证的主要病因

中医认为小儿汗证发生的原因多为肺卫不固、营卫失和、气阴亏虚、湿热内蕴。

(1)小儿脏腑娇嫩,元气未充,腠理不密,故容易汗出,若肺气虚弱,肺卫不固就可出现自汗或盗汗。

(2)小儿营卫之气生成不足,或受疾病影响,或病后护理不当,造成营卫不和,致营气不能内守,卫气不能卫外,则津液从皮毛外泄,发为汗证。

(3)中医认为气属阳,血属阴,小儿大病久病之后,多气血亏损,或是先天不足、后天失养的体弱小儿,表现为气阴虚亏,而致汗证。

(4)小儿脾常不足,若平素饮食肥甘厚腻,肥甘厚腻积滞能助湿生热,湿热内蕴,若湿热外泄肌表,则导致汗出。

2. 小儿汗证的临床表现

(1)肺卫不固型:表现为以白天活动出汗为主,平时疲乏无力,容易感冒,舌质淡,苔薄白,脉细弱,指纹淡红。

(2)营卫失和型:表现为以白天活动出汗为主,汗出身凉,恶风恶寒,舌质淡红,苔薄白,脉缓,指纹淡。

(3)气阴亏虚型:表现为以夜晚出汗为主,形体消瘦,心情烦躁,睡眠欠安,手足心热,舌质红,苔薄少或剥苔,脉细弱,指纹淡红。

(4)湿热内蕴型:表现为汗出过多,甚则大汗淋漓,汗出身热,口臭,便秘,舌质红,苔黄腻,脉滑数,指纹紫滞。

◎ 捏积治疗

运用冯氏捏积手法,操作者从捏拿患儿脊背第5遍开始,重提患儿督脉两旁膀胱经的脏腑腧穴,用双手的拇指与食指合作分别在肺俞、脾俞、肾俞、厥阴俞重提,在捏拿的基础上,用较重的力量向后上方提拉。治疗小儿汗证选择肺俞、脾俞、肾俞、厥阴俞重提,目的是通过这个手法,加强对背部脏腑腧穴的刺激,用以调整小儿脏腑的功能,起到调和营卫、运脾补肾、益气固表、止汗敛汗的作用。

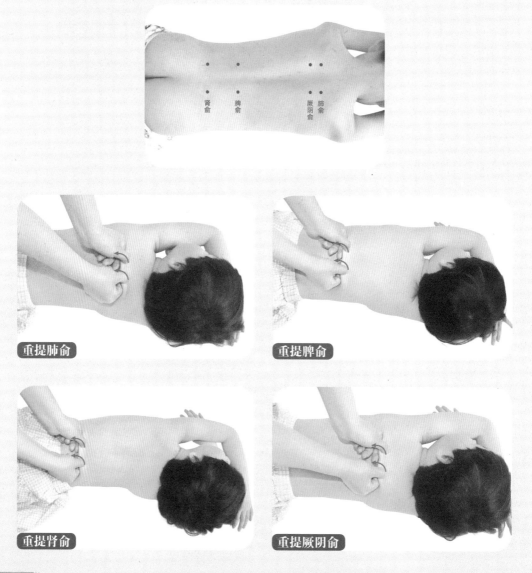

重提肺俞

重提脾俞

重提肾俞

重提厥阴俞

◎ 辨证推拿

在冯氏捏积手法的基础上，根据不同证型可分别选择揉太阳、补脾经、运内八卦、补肺经、推坎宫、揉足三里、补肾顶、退六腑、清肺经、清心经。

肺卫不固型 选择揉太阳3分钟、推坎宫1分钟、揉足三里50次。

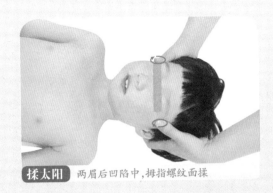

揉太阳 两眉后凹陷中，拇指螺纹面揉

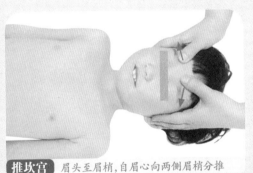

推坎宫 眉头至眉梢，自眉心向两侧眉梢分推

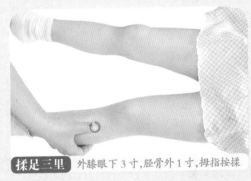

揉足三里 外膝眼下3寸，胫骨外1寸，拇指按揉

营卫失和证 选择揉太阳3分钟、补肺经100～200次、运内八卦100次、推坎宫1分钟。

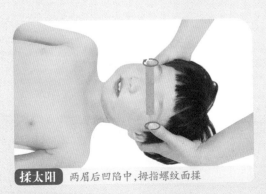

揉太阳 两眉后凹陷中，拇指螺纹面揉

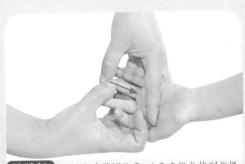

补肺经 无名指末节螺纹面，从无名指尖推到指根

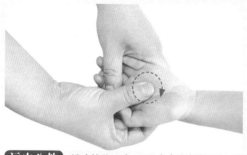

运内八卦 顺时针做运法,运至离宫宜轻按

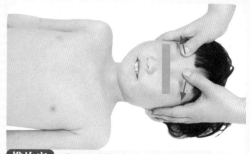

推坎宫 眉头至眉梢,自眉心向两侧眉梢分推

气阴亏虚型 选择补肺经100～200次、补脾经100次、运内八卦100次、补肾顶30次、揉足三里50次。

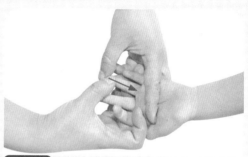

补肺经 无名指末节螺纹面,从无名指尖推到指根

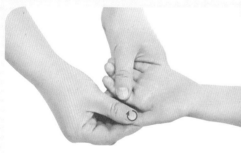

补脾经 拇指末节螺纹面,用拇指按揉

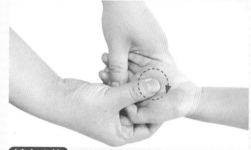

运内八卦 顺时针做运法,运至离宫宜轻按

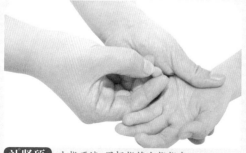

补肾顶 小指顶端,用拇指掐小指指尖

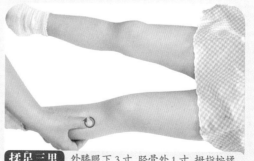

揉足三里 外膝眼下3寸,胫骨外1寸,拇指按揉

湿热内蕴型 选择揉太阳3分钟、清心经100次、清肺经100～200次、运内八卦100次、推坎宫1分钟、退六腑100次。

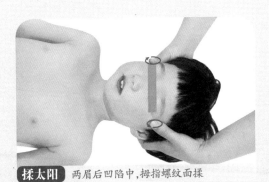

揉太阳 两眉后凹陷中,拇指螺纹面揉

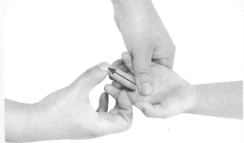

清心经 中指末节螺纹面,从中指指根推到指尖

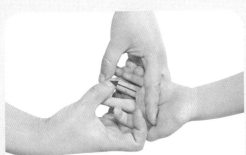

清肺经 无名指末节螺纹面,从无名指根推到指尖

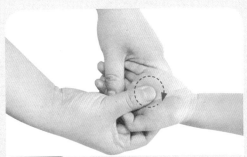

运内八卦 顺时针做运法,运至离宫宜轻按

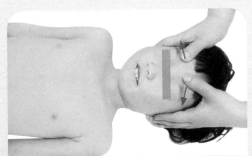

推坎宫 眉头至眉梢,自眉心向两侧眉梢分推

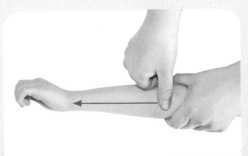

退六腑 前臂尺侧,从肘横纹推至腕横纹

◎ 专家解析

　　本病治疗原则为益气固表,调和营卫。冯氏捏积疗法,可刺激背部膀胱经腧穴及脊柱两侧夹脊穴,作用于督脉可以升提人体正气,调和营卫,可谓"督脉通诸脉通"。其中对脾俞、肺俞、肾俞、厥阴俞的重提刺激,可调畅气机、健脾固表,减少汗出。此外,揉太阳、补脾经、运内八卦、揉足三里、补肾顶,健脾止汗,用于虚性汗证;揉太阳、推坎宫、退六腑、清肺经、清心经,清热利湿,用于湿热实证的汗出;补肾顶可以治疗肾虚不固的汗出,而推坎宫可以治疗头部汗出。

◎ 中医调理膳食

黄芪山药百合黄精粥

　　黄芪10克、山药20克、百合20克、黄精10克、大米30克,将黄芪、山药、百合、黄精洗净加水煮,开锅30分钟后加入大米,加水熬煮成粥即可食用,适合肺卫不固和脾肺气虚型汗证的小儿食用。

薏苡仁陈皮粥

　　薏苡仁20克、陈皮10克、乌梅5克、大米30克。薏苡仁、陈皮、乌梅洗净加水500克,煎煮30分钟后,加大米煮至大米开花烂熟即可食用,适合湿热内蕴型汗证的小儿服用。

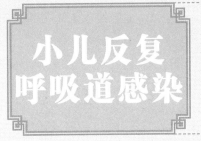

小儿反复呼吸道感染是指小儿在一段时间内反复罹患感冒、扁桃体炎、支气管炎、肺炎等呼吸道疾病,本病多见于6个月至6岁的小儿,1～3岁的幼儿更为常见,尤以冬春季节天气剧烈变化时容易反复发作,一般到学龄期前后明显好转。

◎　疾病概述

1. 小儿反复呼吸道感染的主要病因

中医认为小儿反复呼吸道感染的原因多为先天不足、肺脾气虚、正气损伤。

(1)孩子先天体质柔弱、禀赋不足,或孕母高龄体弱多病,或孕母在妊娠时罹患各种疾病,或孩子早产、胎气孱弱,生后体质较弱,不能耐受风寒侵袭,一感即病。

(2)孩子喂养不当,调护失宜,或因过早断乳,人工喂养不足,或喂养不科学,造成孩子偏食厌食,营养不良,脾胃运化功能弱,脾肺气虚,易遭外邪侵袭。

(3)因用药不当,损伤正气。孩子感冒之后过服药物,损伤阳气,损耗小儿正气,使孩子抵抗力下降而反复感染;或是病邪没有清除,留伏于身体内,一旦受凉或疲劳,余邪发作,旧病复燃,诸证又起。

2. 小儿反复呼吸道感染的临床表现

(1)先天不足型:表现为反复呼吸道感染,形体消瘦,肌肉松软,发育落后,乏力汗出,舌质淡,苔薄白,脉无力,指纹淡。

(2)肺脾气虚型:表现为反复呼吸道感染,形体消瘦,动辄汗出,厌食纳少,舌质淡,苔薄白,脉细无力,指纹淡。

(3)正气损伤型:表现为反复出现呼吸道感染,面色苍白,汗出不温,四肢发凉,舌质淡,苔薄白,脉无力,指纹淡。

3. 小儿反复呼吸道感染的生活调养

(1)合理养护,适度参加户外活动和体育锻炼,增强孩子的体质。

(2)在医生指导下合理用药,慎用苦寒药。

(3)注意纠正小儿偏食,鼓励孩子多吃蔬菜、水果。

◎ 捏积治疗

　　运用冯氏捏积手法,操作者从捏拿患儿脊背第5遍开始,重提患儿督脉两旁膀胱经的脏腑腧穴,用双手的拇指与食指合作分别在肺俞、脾俞、三焦俞、肾俞重提,在捏拿的基础上,用较重的力量向后上方提拉一下。提拉时力量要因人而异,酌情而定。孩子年龄大的、体质强壮的力量可重一点,年龄小的、体质弱的力量可轻一点。治疗小儿反复呼吸道感染选择肺俞、脾俞、三焦俞、肾俞重提,目的是通过这个手法,加强对背部脏腑腧穴的刺激,用以调整小儿脏腑的功能,起到调和营卫、运脾补肾、提高抗病能力的作用。

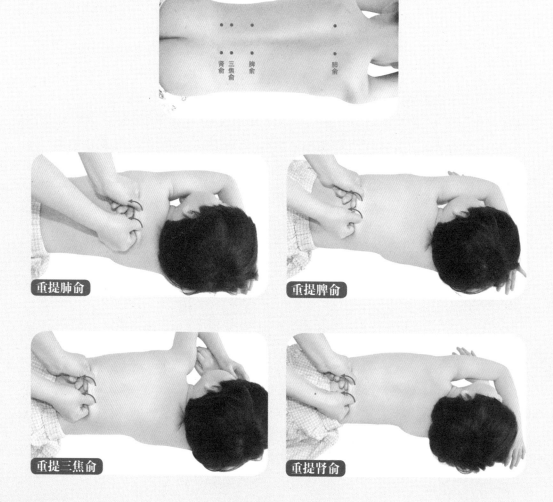

重提肺俞

重提脾俞

重提三焦俞

重提肾俞

◎ 辨证推拿

在冯氏捏积手法的基础上,根据不同证型可分别选择推坎宫、揉太阳、补脾经、运内八卦、揉板门、推四横纹、点揉肺俞、点揉内外劳宫、推上三关。

先天不足型 选择推坎宫1分钟、揉太阳3分钟、清肺经100～200次、运内八卦100次、揉外劳宫3分钟。

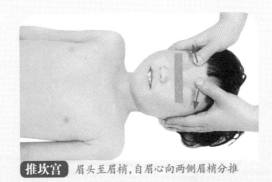

推坎宫 眉头至眉梢,自眉心向两侧眉梢分推

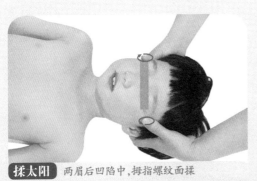

揉太阳 两眉后凹陷中,拇指螺纹面揉

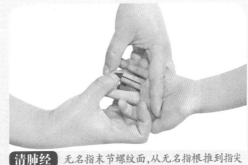

清肺经 无名指末节螺纹面,从无名指根推到指尖

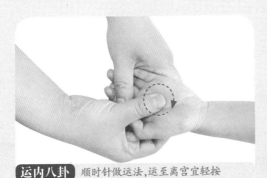

运内八卦 顺时针做运法,运至离宫宜轻按

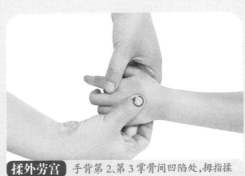

揉外劳宫 手背第2、第3掌骨间凹陷处,拇指揉

肺脾气虚型 选择补脾经 100 次、运内八卦 100 次、点揉肺俞 1 分钟、推四横纹 50 ~ 100 次、点揉内外劳宫 3 分钟。

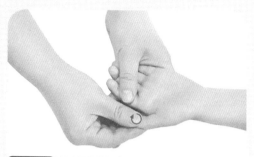

补脾经 拇指末节螺纹面，用拇指按揉

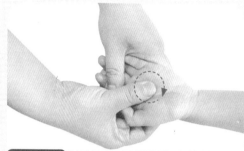

运内八卦 顺时针做运法，运至离宫宜轻按

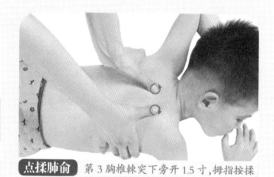

点揉肺俞 第 3 胸椎棘突下旁开 1.5 寸，拇指按揉

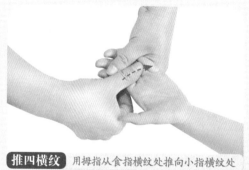

推四横纹 用拇指从食指横纹处推向小指横纹处

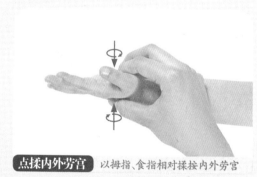

点揉内外劳宫 以拇指、食指相对揉按内外劳宫

正气损伤型 选择清肺经 100 ~ 200 次、点揉肺俞 1 分钟、点揉内外劳宫 3 分钟。

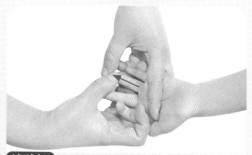

清肺经 无名指末节螺纹面，从无名指根推到指尖

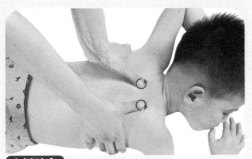

点揉肺俞 第3胸椎棘突下旁开1.5寸,拇指按揉

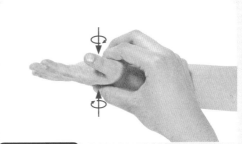

点揉内外劳宫 以拇指、食指相对揉按内外劳宫

◎ 专家解析

　　本病治疗原则为补气固表,运脾补肾。冯氏捏积疗法,可刺激背部膀胱经腧穴及脊柱两侧夹脊穴,作用于督脉可以固护卫阳、防御外邪侵袭。其中对脾俞、肺俞、肾俞、三焦俞的重提刺激,可健脾补肾,益气固表,扶助人体正气,使身体强健,御邪于外。此外,推坎宫、揉太阳,调节卫阳,固护营阴;补脾经、运内八卦、点揉肺俞、推四横纹、推上三关,健脾补肺,补脾土生肺金,预防呼吸道感染;点揉内外劳宫,一内一外,一阴一阳,使内外和谐,阴平阳秘,提高防御疾病的能力。

◎ 中医调理膳食

山药百合黄精粥

　　山药20克、百合20克、黄精10克、大米30克,将山药、百合、黄精洗净加水煮,开锅30分钟后加入大米,熬煮成粥,适用于先天不足型反复呼吸道感染。

黄芪百合粥

　　黄芪20克、百合20克、太子参10克、大米30克。黄芪、百合、太子参洗净加水500克,煎30分钟后去渣留汁,加大米煮至熟,适用于肺脾气虚型反复呼吸道感染。

沙参银耳莲子汤

　　沙参10克、银耳20克、莲子10克,将沙参、银耳、莲子洗净加水煎煮饮服,适用于正气损伤型小儿反复呼吸道感染。

小儿反复咳嗽是由于肺脏受损,肺气上逆而引起的一种反复发作的病症。本病症以咳嗽为主要表现,咳嗽时作时止,有痰或无痰。因其病程迁延,病情反复缠绵,可影响小儿的正常生活和活动。

◎ 疾病概述

1. 小儿反复咳嗽的主要病因

(1)小儿先天不足,或受疾病影响,或反复外感,致脾肺受损,肺脾不足,耗伤正气,而生咳嗽。

(2)因久咳不愈,或素体阴虚,阴虚内热,肺脏津液不足,而出现干咳久咳,痰黏少痰,声音嘶哑。

(3)孩子素体敏感,遇风邪犯肺或风邪伏于肺络,致使肺气宣发不畅,形成咳嗽。

2. 小儿反复咳嗽的临床表现

(1)肺脾不足型:表现为咳嗽无力,痰白清稀,面色苍白,精神疲倦,食欲不振,汗多易感,舌质淡,苔薄白,脉细无力,指纹淡红。

(2)阴虚内热型:表现为咳嗽无痰,或痰黏不易咯出,口渴咽干声哑,手足心热,舌质红,苔少,脉细数,指纹紫。

(3)风邪犯肺型:表现为以咳嗽为主,突然出现干咳、阵咳、呛咳,伴有鼻塞、鼻痒打喷嚏、咽干咽痒,遇冷空气、油烟、异物等发作,舌质淡,苔薄,脉细,指纹色淡。

3. 小儿反复咳嗽的生活调养

(1)积极治疗原发病,不要单纯见咳治咳。

(2)适度补充富含营养的食物,加强身体锻炼,预防感染。

(3)饮食忌辛辣、油腻、过咸、过甜。

(4)过敏性体质的小孩,容易反复感冒或久咳不愈。一些孩子接触常见的过敏原如冷空气、尘螨、花粉、动物毛发等,就会咳个不停。此时应做过敏原检测。

◎ 捏积治疗

　　运用冯氏捏积手法,操作者在捏拿患儿脊背第5遍开始,在患儿督脉两旁膀胱经的脏腑腧穴处,用双手的拇指与食指合作分别在脾俞、肺俞、三焦俞重提,在捏拿的基础上,用较重的力量向后上方提拉。治疗小儿咳嗽选择脾俞、肺俞、三焦俞重提,目的是通过此手法,加强对背部脏腑腧穴的刺激,用以宣畅小儿气机,起到补益脾肺、宣肺理气的作用。

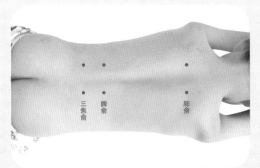

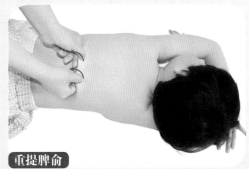

重提脾俞

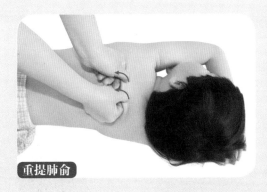

重提肺俞

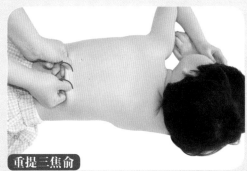

重提三焦俞

◎ 辨证推拿

在冯氏捏积手法的基础上,根据不同证型可分别选择补脾经、补肺经、运内八卦、逆运内八卦、揉板门、推四横纹、点揉内外劳宫、揉太阳、点揉肺俞、揉足三里。

肺脾不足型 选择补脾经 100 次、补肺经 100 ~ 200 次、运内八卦 100 次、揉板门 300 次、揉足三里 50 次、点揉肺俞 1 分钟。

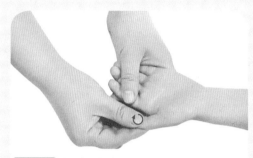

补脾经 拇指末节螺纹面,用拇指按揉

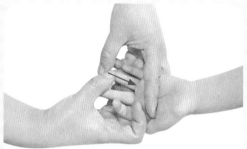

补肺经 无名指末节螺纹面,从无名指尖推到指根

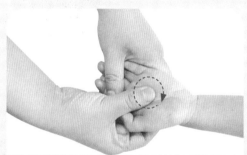

运内八卦 顺时针做运法,运至离宫宜轻按

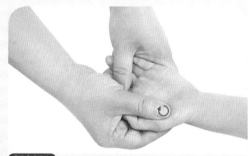

揉板门 手掌大鱼际平面,用拇指揉按

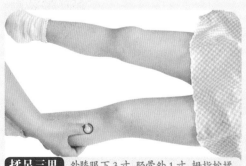

揉足三里 外膝眼下 3 寸,胫骨外 1 寸,拇指按揉

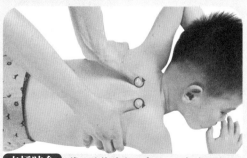

点揉肺俞 第 3 胸椎棘突下旁开 1.5 寸,拇指按揉

阴虚内热型　选择补肺经100～200次、逆运内八卦100次、推四横纹50～100次、点揉内外劳宫3分钟、点揉肺俞1分钟。

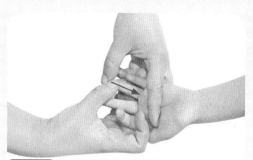

补肺经 无名指末节螺纹面，从无名指尖推到指根

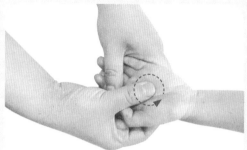

逆运内八卦 逆时针做运法，运至离宫宜轻按

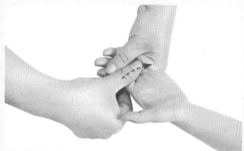

推四横纹 用拇指从食指横纹处推向小指横纹处

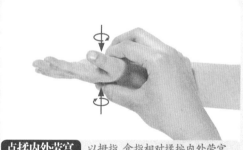

点揉内外劳宫 以拇指、食指相对揉按内外劳宫

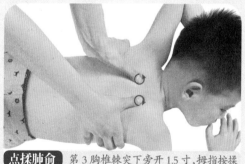

点揉肺俞 第3胸椎棘突下旁开1.5寸，拇指按揉

风邪犯肺型　选择补脾经100次、补肺经100～200次、运内八卦100次、揉板门300次、揉太阳3分钟、点揉肺俞1分钟、揉足三里50次。

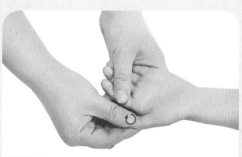

补脾经 拇指末节螺纹面，用拇指按揉

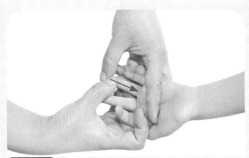

补肺经 无名指末节螺纹面,从无名指尖推到指根

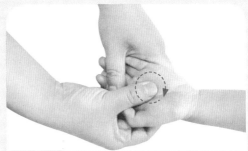

运内八卦 顺时针做运法,运至离宫宜轻按

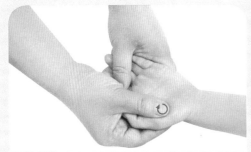

揉板门 手掌大鱼际平面,用拇指揉按

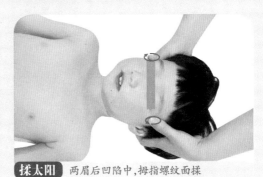

揉太阳 两眉后凹陷中,拇指螺纹面揉

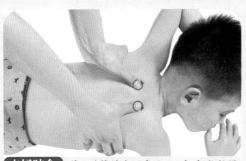

点揉肺俞 第3胸椎棘突下旁开1.5寸,拇指按揉

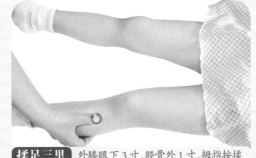

揉足三里 外膝眼下3寸,胫骨外1寸,拇指按揉

◎ 专家解析

　　本病治疗原则为补益脾肺,宣肺理气。冯氏捏积疗法治疗小儿反复咳嗽,选择肺俞、脾俞、三焦俞重提,加强对肺俞、脾俞、三焦俞的刺激,用以调整小儿脏腑的功能,起到宣肃肺气、运脾化痰、敛气止咳的作用,提高防御疾病的能力。此外,补脾经、补肺经、运内八卦、揉板门、揉足三里、点揉肺俞,可以起到补脾土生肺金、预防呼吸道感染、益气止咳的作用;点揉内外劳宫,一内一外,使内外和谐、阴平阳秘;逆运内八卦、推四横纹、点揉肺俞,清虚热,益肺阴,补肺津;揉太阳、点揉肺俞,疏风清热,宣肺止咳。

◎ 中医调理膳食

百合莲子大枣粥

百合10克、莲子10克、大枣10克、大米30克,洗净加水适量,煮熟食用,适合肺脾不足型反复咳嗽的小儿服用。

川贝冰糖梨

把梨靠柄部横断切开,挖去中间核后放入2～3粒冰糖、5～6粒川贝(川贝要敲碎,研成末),把梨对拼好放入碗里,上锅蒸30分钟左右即可,分两次给宝宝吃。此方有润肺、止咳、化痰的作用。

煮萝卜水

白萝卜洗净,切4～5薄片,放入小锅内,加大半碗水,放火上烧开后,再改用小火煮5分钟即可,等水稍凉后再给宝宝喝,此方适用于干咳少痰,2岁以内的宝宝服用疗效更好。

山药粥

把山药去皮,切成小块放入食品粉碎机内,再加半碗水,将山药加工成稀糊状。然后倒入锅中,放火上烧,同时不停地搅动,烧开即可。宝宝最好在空腹时食用,做好的一碗山药粥可以分2～3次喂宝宝。山药健脾胃、补肺气、益肾精,此方最适合肺脾不足的婴幼儿食用,不但能止咳,还对小儿厌食、虚汗多、流口水、气虚胆小等病症有辅助治疗效果。需要注意的是,山药熬煮的时间不宜过久,否则,其中所含的淀粉酶就会分解,丧失滋补功效。

杏仁雪梨饮

百合10克、甜杏仁5克、雪梨1个,百合、杏仁、雪梨洗净加水蒸30分钟,加少量冰糖后食用,适合阴虚内热型反复咳嗽的小儿服用。

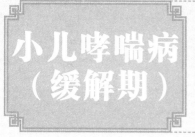

小儿哮喘病
（缓解期）

哮喘是指小儿反复发作哮鸣气喘的疾病。本病具有反复发作、迁延不愈的特点，有明显的遗传倾向，在季节变化时容易发病。小儿哮喘病分为发作期和缓解期，冯氏捏积疗法针对小儿哮喘缓解期的防治侧重调理脾肺，固本培元，增强抗病能力，以减少哮喘发作。

◎ 疾病概述

1. 小儿哮喘的主要病因

（1）小儿先天肺脾肾三脏功能的不足，因而肺气虚抵抗外感疾病的能力差，脾虚脾失健运，则水湿、痰饮内生，加之此类小儿的特异性体质，经常引起哮喘发作。

（2）小儿肾气不足，摄纳无权，亦不能蒸化水液，痰饮水泛，亦可引发哮喘。

（3）小儿哮喘病久不愈，阴虚内热，耗气伤阴，活动时气短，手足心热。

2. 小儿哮喘的临床表现

（1）肺脾气虚型：表现为反复感冒，气短，自汗出，疲乏无力，面色差，舌质淡，苔薄白，脉细弱，指纹淡红。

（2）脾肾阳虚型：表现为活动喘息，汗出身凉，肢冷恶寒，夜尿多，舌质淡，苔薄白，脉细弱，指纹淡。

（3）气阴亏虚型：表现为喘息，乏力，干咳，盗汗，手足心热，形体消瘦，便秘，舌质红，苔薄或剥苔，脉细数，指纹淡红。

3. 小儿哮喘的生活调养

（1）合理养护，适度参加户外活动和体育锻炼，增强孩子的体质，避免剧烈运动。

（2）避免接触尘螨、花粉、烟雾等。

（3）注意保暖，防止冷空气侵袭。

（4）详细询问病史（包括发病诱因、发病的次数、每次发作的持续时间、发作的时间规律及季节性、既往的治疗措施及患者对治疗的反应等）了解本人及家族的过敏史，制订合理的治疗方案并坚持长期治疗。

◎ 捏积治疗

　　运用冯氏捏积手法，操作者从捏拿患儿脊背第 5 遍开始，重提患儿督脉两旁膀胱经的脏腑腧穴，用双手的拇指与食指合作分别在肺俞、脾俞、肾俞处重提，在捏拿的基础上，用较重的力量向后上方提拉。治疗小儿哮喘病（缓解期）选择肺俞、脾俞、肾俞重提，目的是通过这个手法，加强对背部脏腑腧穴的刺激，用以调整小儿肺脾肾三脏的功能，起到调和阴阳、健脾补肾、益气固表的作用。

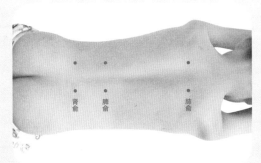

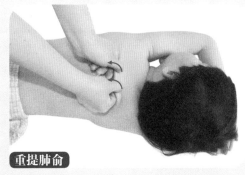

重提肺俞

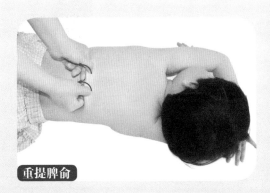

重提脾俞

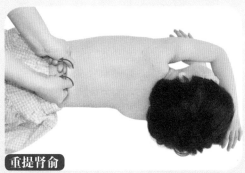

重提肾俞

◎ 辨证推拿

在冯氏捏积手法的基础上,根据不同证型可分别选择补脾经、补肺经、补肾经、清肺经、推坎宫、揉太阳、推上三关、上推七节骨、揉足三里、运内八卦。

肺脾气虚型　选择补脾经100次、补肺经100～200次、补肾经30次、揉太阳3分钟、推坎宫1分钟、揉足三里50次。

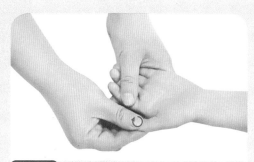

补脾经　拇指末节螺纹面,用拇指按揉

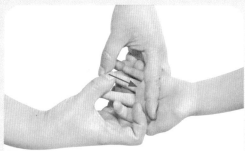

补肺经　无名指末节螺纹面,从无名指尖推到指根

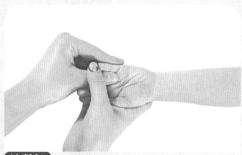

补肾经　小指末节螺纹面,用拇指旋推

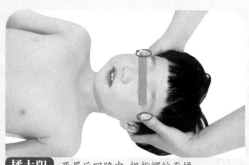

揉太阳　两眉后凹陷中,拇指螺纹面揉

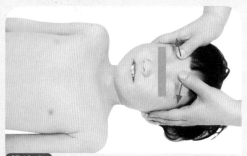

推坎宫　眉头至眉梢,自眉心向两侧眉梢分推

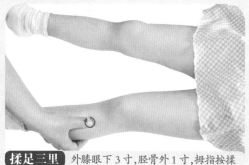

揉足三里　外膝眼下3寸,胫骨外1寸,拇指按揉

脾肾阳虚型 选择补脾经100次、补肺经100 ~ 200次、补肾经30次、推上三关30 ~ 50次、上推七节骨50 ~ 100次。

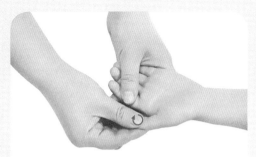

补脾经 拇指末节螺纹面,用拇指按揉

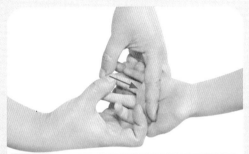

补肺经 无名指末节螺纹面,从无名指尖推到指根

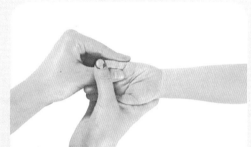

补肾经 小指末节螺纹面,用拇指旋推

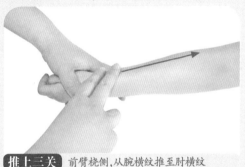

推上三关 前臂桡侧,从腕横纹推至肘横纹

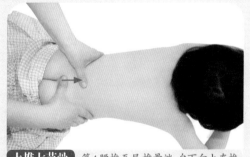

上推七节骨 第4腰椎至尾椎骨端,自下向上直推

气阴亏虚型 选择清肺经100 ~ 200次、运内八卦100次、补肾经30次、补脾经100次。

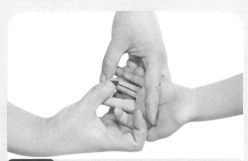

清肺经 无名指末节螺纹面,从无名指根推到指尖

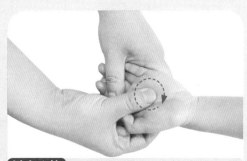

运内八卦 顺时针做运法,运至离宫宜轻按

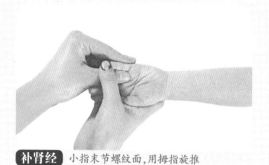

补肾经 小指末节螺纹面，用拇指旋推

补脾经 拇指末节螺纹面，用拇指按揉

◎ 专家解析

　　本病治疗原则为益气固表，调和阴阳。应用冯氏捏积疗法治疗小儿哮喘病（缓解期）选择肺俞、脾俞、肾俞重提，目的是通过这个手法，加强对背部脏腑腧穴的刺激，用以调和小儿肺脾肾三脏的功能，调和阴阳、健脾补肾、益气固表，以达到防止哮喘发作的目的。此外，补脾经、补肺经、补肾经、揉太阳、推坎宫、推上三关、揉足三里，主治脾肺肾三脏气虚型小儿哮喘；补肺经、揉足三里、上推七节骨，重点补肾培元，引火归元，益气固摄，治疗肺肾之气不固型小儿哮喘。小儿哮喘病（缓解期）病程较长，采用冯氏捏积疗法治疗时可每天 2 次，早晚各捏1 次。

◎ 中医调理膳食

黄芪山药百合粥

　　黄芪 10 克、山药 20克、百合 20 克、大米 30克，将黄芪、山药、百合洗净加水煮，开锅 30 分钟后加入大米，加水熬煮成粥即可食用，适合肺脾气虚型哮喘（缓解期）的小儿食用。

银杏核桃羊肉粥

　　银杏 3 克、核桃 10克、羊肉 50 克，银杏、核桃、大米洗净，羊肉洗净切丁，将银杏、核桃、大米、羊肉丁加水同煮成粥即可食用，适合脾肾阳虚型哮喘（缓解期）的小儿食用。

沙参银耳百合羹

　　沙参 10 克、银耳20 克、百合 10 克，将沙参、银耳、百合洗净加水煮 30 分钟后，加少量淀粉勾芡，再加少量白糖食用，适合气阴亏虚型哮喘（缓解期）的小儿食用。

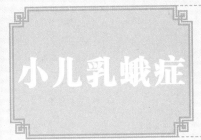

小儿乳蛾症是指小儿扁桃体长期肿大,咽喉不利,反复发作。罹患乳蛾症的孩子经常反复感冒,因病症反复发作,影响孩子的正常生活、学习,甚至影响生长发育。

◎ 疾病概述

1. 小儿乳蛾症的主要病因

(1)孩子禀赋不足,调护失宜。因先天虚亏,或因患病后调护失宜,损伤了小儿的正气,导致小儿咽喉不利,喉核肿大,形成乳蛾。

(2)正虚邪恋,痰瘀互结。感受外邪未能及时祛除,或气滞血瘀与体内痰浊交阻,结于喉部,造成喉核长期肿大,遇外感侵袭或体质下降,即急性发作。

2. 小儿乳蛾的临床表现

(1)禀赋不足,调护失宜型:主要表现为小儿喉核肿大,咽喉不利,干嗽干呕,睡眠时呼吸不畅,打呼噜,舌质淡,苔薄白,脉滑,指纹淡红。

(2)正虚邪恋,痰瘀互结型:主要表现为小儿喉核肿大,咽喉肿痛,喉核表面凹凸不平,时有低热,呼吸不畅,睡觉打呼噜,舌质红,苔薄黄,脉滑数,指纹红滞。

3. 小儿乳蛾的生活调养

(1)注意口腔清洁,日常可用淡盐水漱口。

(2)加强身体锻炼,提高机体抗病能力,预防感染。

(3)多饮水,饮食忌辛辣刺激食物。

(4)西医治疗反复发作的小儿扁桃体炎,以手术摘除扁桃体为主。扁桃体是人体重要的免疫器官,参与免疫系统的全面活动,中医不主张摘除扁桃体,对于治疗扁桃体炎还是建议先保守治疗。

◎ 捏积治疗

　　运用冯氏捏积手法,操作者在捏拿患儿脊背第 5 遍开始,重提患儿督脉两旁膀胱经的脏腑腧穴,用双手的拇指与食指合作分别在脾俞、肺俞、胃俞、肾俞重提,在捏拿的基础上,用较重的力量向后上方提拉。治疗小儿乳蛾症选择脾俞、肺俞、胃俞、肾俞重提,目的是通过此手法,加强对脏腑腧穴的刺激,用以调畅小儿气血,通经活络,起到补益气血、扶正祛邪、利咽散结的作用。

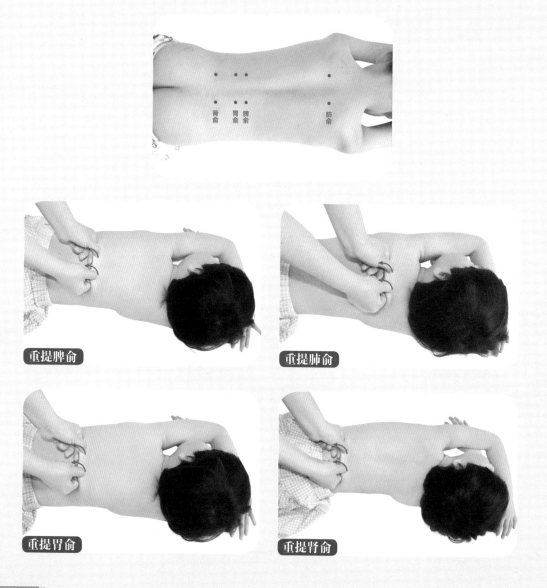

重提脾俞

重提肺俞

重提胃俞

重提肾俞

◎ 辨证推拿

在冯氏捏积手法的基础上,根据不同证型可分别选择补脾经、补肺经、推上三关、补肾经、清肝经、退六腑、揉外劳宫、揉足三里。

禀赋不足,调护失宜 选择补脾经 100 次、补肺经 100 ~ 200 次、推上三关 30 ~ 50 次、补肾经 30 次、揉外劳宫 3 分钟、揉足三里 50 次。

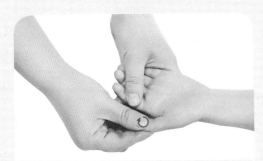

补脾经 拇指末节螺纹面,用拇指按揉

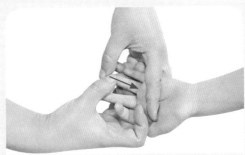

补肺经 无名指末节螺纹面,从无名指尖推到指根

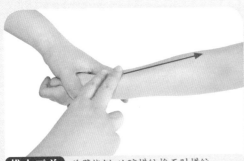

推上三关 前臂桡侧,从腕横纹推至肘横纹

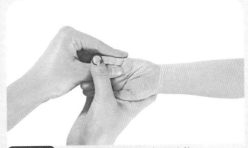

补肾经 小指末节螺纹面,用拇指旋推

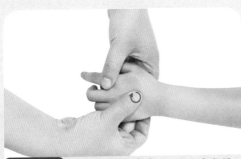

揉外劳宫 手背第 2、第 3 掌骨间凹陷处,拇指揉

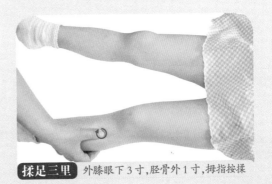

揉足三里 外膝眼下 3 寸,胫骨外 1 寸,拇指按揉

正虚邪恋,痰瘀互结　选择补脾经100次、推上三关30～50次、清肝经100次、退六腑100次、揉足三里50次。

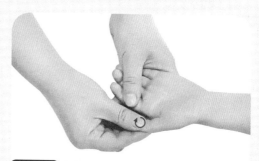

补脾经　拇指末节螺纹面,用拇指按揉

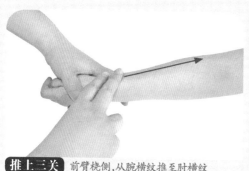

推上三关　前臂桡侧,从腕横纹推至肘横纹

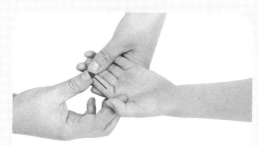

清肝经　食指末节螺纹面,从食指指根推到指尖

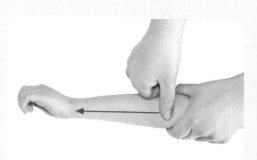

退六腑　前臂尺侧,从肘横纹推至腕横纹

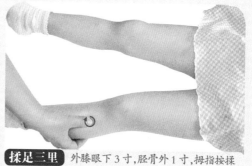

揉足三里　外膝眼下3寸,胫骨外1寸,拇指按揉

◎ 专家解析

本病治疗原则为扶正祛邪,利咽散结。冯氏捏积疗法治疗小儿乳蛾症选择脾俞、肺俞、胃俞、肾俞重提,加强对肺、脾、胃、肾俞穴的刺激,用以清泻肺胃蕴热,解毒利咽,软坚散结。此外,补脾经、推上三关、清肝经、退六腑,清咽利喉,清泻肺胃实热;补脾经、补肾经、揉外劳宫、揉足三里,补脾益肾,补脾肾之不足。

由于小儿乳蛾症是一种慢性反复发作的病症,治疗需要的时间较长,采用冯氏捏积疗法治疗时间约为1个月,连续治疗4个疗程,每个疗程6天,每天治疗1次。疗程结束后根据临床治疗效果酌情制订下一步治疗计划。

◎ 中医调理膳食

百合罗汉果茶

百合干6克、罗汉果3克,洗净加开水浸泡,代茶饮用,适用于禀赋不足、调护失宜型小儿乳蛾症。

白萝卜绞股蓝饮

白萝卜300克,鲜绞股蓝25克(干品减半),白糖20克。萝卜连皮洗净,切碎捣烂取汁;绞股蓝放锅内,加水适量,煎煮,去渣留液与萝卜汁混合,冲入白糖调化。多次少量,慢慢含咽。每日1剂,连服5~7剂,2岁以下小儿酌减。

罗汉果鱼腥草饮

罗汉果2只,鱼腥草30克(干品减半)。将鱼腥草洗净,放锅内,加水400毫升,煮取300毫升,趁沸冲泡罗汉果约15分钟,滤去渣滓。每日1剂,随意饮服,疗程不限。

牛蒡子菊花麦冬茶

牛蒡子6克、菊花3克、麦冬10克,加开水浸泡,代茶饮用,适用于正虚邪恋型小儿乳蛾症。

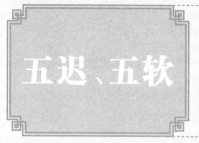

五迟、五软即小儿生长发育不良。五迟的孩子比正常发育的孩子站立迟、行走迟、出牙齿迟、头发生长迟、语言发育迟。五软的孩子比正常发育的孩子头颈软、口软、手软、足软、肌肉软。五迟、五软病症既可单独出现，也可同时存在。

◎ 疾病概述

1. 五迟、五软的主要病因

五迟、五软发生的原因可分为先天因素和后天因素，以肝肾不足、脾胃亏损最为常见。

（1）先天因素。多由父母精血虚亏，或孕期调摄失宜等遗患胎儿，损伤胎元之气，先天精气未充，脏气虚弱，肝肾亏损，筋骨肌肉失养而致五迟、五软。

（2）后天因素。因乳食不足或哺养失调，致脾胃亏损，气血虚弱，或分娩时难产、产伤，或重病后造成脑髓受损，而致生长发育障碍，口软、肌肉松软无力。

2. 五迟、五软的临床表现

（1）肝肾不足：主要表现为小儿2～3岁还不能站立行走，头发稀疏难长，牙齿萌出过晚，说话晚，夜寐不安，舌淡，苔少，脉细无力，指纹淡。

（2）脾胃亏损：表现为头颈软弱无力，咀嚼无力，口流清涎，手臂松软不能握举，站立行走困难，肌肉松软无力，舌淡，苔薄白，脉细，指纹淡。

3. 五迟、五软的生活调养

（1）提倡及早进行干预治疗，配合针灸、康复训练等治疗。

（2）婴儿合理喂养，饮食注意补充富含营养的食物，食物宜软烂易消化。

（3）重症患儿注意全身护理，预防感染。

（4）重视功能锻炼，加强智力开发。

（5）注意防治各种急慢性疾病。

◎ 捏积治疗

运用冯氏捏积手法,操作者在捏拿患儿脊背第5遍开始,重提患儿督脉两旁膀胱经的脏腑腧穴,用双手的拇指与食指合作分别在脾俞、胃俞、三焦俞、肾俞重提,在捏拿的基础上,用较重的力量向后上方提拉。提拉时力量要因孩子年龄大小、体质强弱而异,酌情而定。治疗小儿发育不良选择脾俞、胃俞、三焦俞、肾俞重提,目的是通过此手法,加强对背部脏腑腧穴的刺激,用以调畅小儿气血,起到调和脾胃、运脾补肾、补益气血的作用。

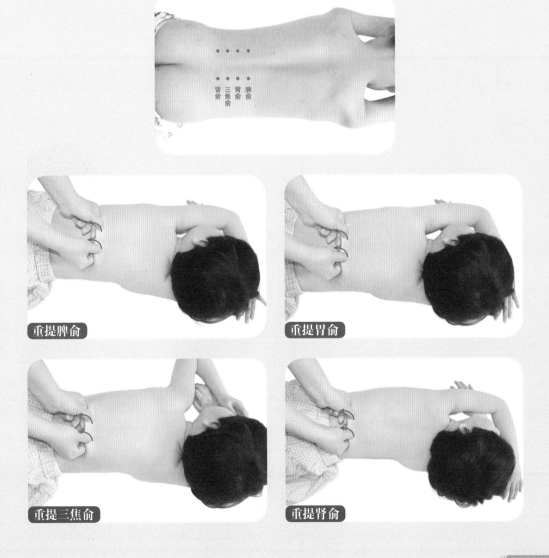

重提脾俞

重提胃俞

重提三焦俞

重提肾俞

◎ 辨证推拿

在冯氏捏积手法的基础上,根据不同证型可分别选择补脾经、推上三关、上推七节骨、摩腹、揉足三里、揉阳陵泉、捣小天心。

后天不足,脾胃亏损　选择补脾经100次、推上三关30～50次、上推七节骨50～100次、摩腹200次、揉足三里50次。

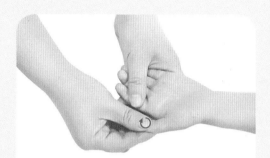

补脾经　拇指末节螺纹面,用拇指按揉

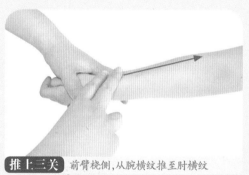

推上三关　前臂桡侧,从腕横纹推至肘横纹

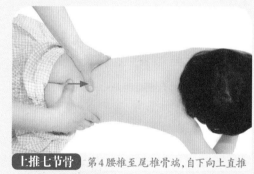

上推七节骨　第4腰椎至尾椎骨端,自下向上直推

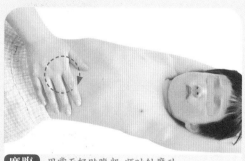

摩腹　用掌面轻贴腹部,顺时针摩动

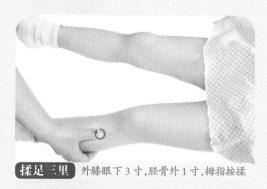

揉足三里　外膝眼下3寸,胫骨外1寸,拇指按揉

先天失养,肝肾不足　选择补脾经 100 次、上推七节骨 50 ~ 100 次、摩腹 200 次、揉足三里 50 次、揉阳陵泉 30 次、捣小天心 30 ~ 50 次。

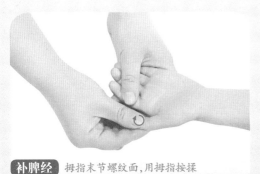

补脾经　拇指末节螺纹面,用拇指按揉

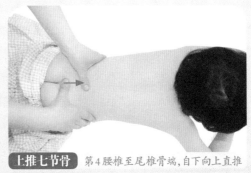

上推七节骨　第4腰椎至尾椎骨端,自下向上直推

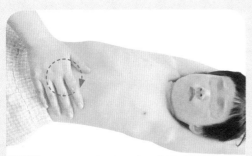
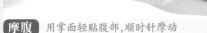

摩腹　用掌面轻贴腹部,顺时针摩动

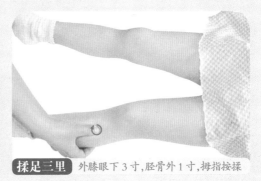

揉足三里　外膝眼下 3 寸,胫骨外 1 寸,拇指按揉

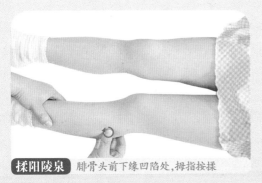

揉阳陵泉　腓骨头前下缘凹陷处,拇指按揉

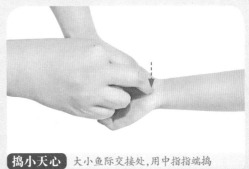

捣小天心　大小鱼际交接处,用中指指端捣

◎ 专家解析

　　本病治疗原则为补养肝肾,健脾益气,强筋健骨。冯氏捏积疗法,可刺激背部膀胱经腧穴及脊柱两侧夹脊穴,其中对脾俞、三焦俞及肾俞的刺激可起到健脾益气、补肾培元的作用。小儿发育不良主要原因是脾肾两虚,运用冯氏捏积疗法可健脾补肾,益气固元,协调脏腑功能,促进生长发育。此外,补脾经、推上三关、上推七节骨、摩腹、揉足三里,补益脾肾,强筋健骨;补脾经、揉阳陵泉、揉足三里、捣小天心,治疗四肢肌肉痿软无力。

　　由于小儿发育不良的治疗需要的时间较长,采用冯氏捏积疗法治疗时间约是1个月,连续治疗4个疗程,每个疗程6天,每天治疗1次。疗程结束后根据临床治疗效果,酌情制订下一步治疗计划。除采用冯氏捏积疗法治疗之外,还应配合药物、针灸、康复训练等治疗方法。

◎ 中医调理膳食

莲子瘦肉粥

　　莲子10克、瘦肉末20克、大米30克,洗净加水适量,煮熟食用,适合先天禀赋不足的小儿服用。

大枣山药莲子芡实粥

　　大枣10克、山药10克、莲子10克、芡实10克、大米30克,上述食物洗净加水500克,煮熟,适合脾肾不足生长发育不良的小儿食用。

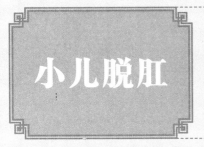

小儿脱肛

小儿脱肛是指小儿直肠或直肠黏膜脱出肛门外的病症，可因小儿长期便秘或慢性腹泻等原因引起。当小儿向下用力、哭闹等腹压增大时容易发生，严重影响了孩子的日常生活和生长发育。

◎ 疾病概述

1. 小儿脱肛的主要病因

小儿脱肛发生的原因以气虚下陷、实热下迫最为常见。

（1）气虚下陷。小儿脏腑娇嫩，元气不足，孩子或因营养不良，或因久泻伤脾，或因长期便秘，导致气虚不能固摄，升提无力，而出现脱肛。

（2）实热下迫。小儿肺胃积热，实热内蕴，下移大肠，导致脱肛。

2. 小儿脱肛的临床表现

（1）气虚下陷型：表现为大便用力时，或是咳嗽、哭闹时，直肠脱出体外，轻者自行回复，重者需他人手托回复，伴有精神疲倦，腹胀，舌质淡，苔薄白，脉细弱，指纹淡。

（2）实热下迫型：表现为直肠脱出体外，局部红肿、疼痛，伴有烦躁口渴，哭闹不安，大便干燥，舌质红，苔黄厚，脉滑，指纹紫滞。

3. 小儿脱肛的生活调养

（1）注意小儿肛周护理，腹部免受寒凉。

（2）禁食螃蟹，以及煎炸、寒凉、辛辣食品。

（3）注意治疗引起小儿脱肛的原发病如便秘、慢性腹泻等。

（4）脱肛小儿尽量避免引起腹压增大的因素，如哭闹、便秘等。

（5）小儿脱肛可用手按揉复位，如有肛门周围肿痛时，可用热水坐浴，加速局部血液循环，促使脱肛复原。

（6）改变患儿大便的体位，避免蹲式排便，可由家长抱着排便或坐小儿坐便盆排便。

◎ 捏积治疗

　　运用冯氏捏积手法,操作者在捏拿患儿脊背第5遍开始,重提患儿督脉两旁膀胱经的脏腑腧穴,用双手的拇指与食指合作分别将脏腑腧穴处的皮肤,在捏拿的基础上,用较重的力量向后上方牵拉。治疗小儿脱肛选脾俞、胃俞、三焦俞、肾俞重提,目的是通过这个手法,加强对背部脏腑腧穴的刺激,用以调整小儿脏腑气血,提升中气,使之起到益气固摄的作用。

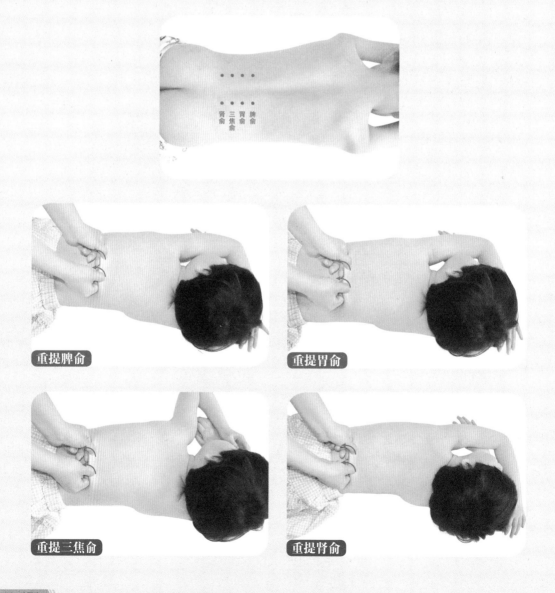

重提脾俞

重提胃俞

重提三焦俞

重提肾俞

◎ 辨证推拿

在冯氏捏积手法的基础上，根据不同证型可分别选择补脾经、运内八卦、揉板门、补肾顶、退六腑、推上三关、揉外劳宫、清大肠、上推七节骨、揉龟尾。

气虚下陷型　选择补脾经 100 次、运内八卦 100 次、揉板门 300 次、补肾顶 30 次、推上三关 30～50 次、上推七节骨 50～100 次、揉龟尾 30 次。

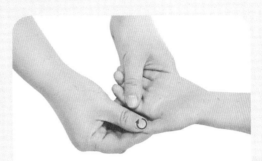

补脾经　拇指末节螺纹面，用拇指按揉

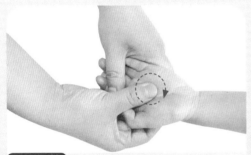

运内八卦　顺时针做运法，运至离宫宜轻按

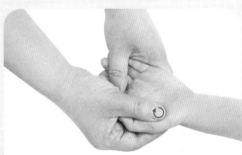

揉板门　手掌大鱼际平面，用拇指揉按

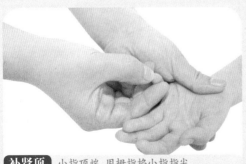

补肾顶　小指顶端，用拇指掐小指指尖

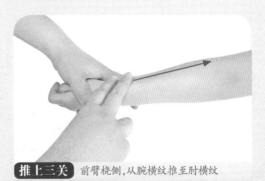

推上三关　前臂桡侧，从腕横纹推至肘横纹

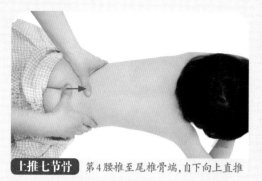

上推七节骨 第4腰椎至尾椎骨端,自下向上直推

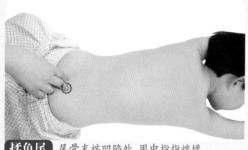

揉龟尾 尾骨末端凹陷处,用中指指端揉

实热下迫型 选择清肺经 100 ~ 200 次、退六腑 100 次、清大肠 100 次、揉外劳宫 3 分钟、上推七节骨 50 ~ 100 次、揉龟尾 30 次。

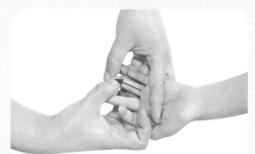

清肺经 无名指末节螺纹面,从无名指根推到指尖

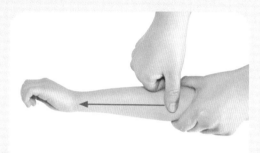

退六腑 前臂尺侧,从肘横纹推至腕横纹

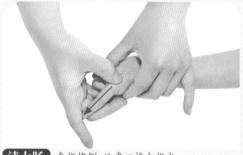

清大肠 食指桡侧,从虎口推向指尖

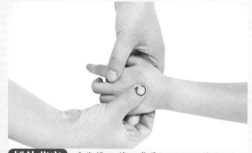

揉外劳宫 手背第 2、第 3 掌骨间凹陷处,拇指揉

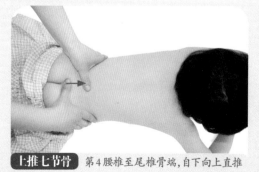

上推七节骨 第4腰椎至尾椎骨端,自下向上直推

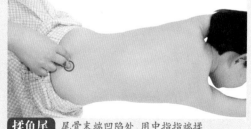

揉龟尾 尾骨末端凹陷处,用中指指端揉

◎ 专家解析

本病治疗原则为益气固摄，清热泻火。应用冯氏捏积疗法，可刺激背部膀胱经腧穴及脊柱两侧夹脊穴，其中对脾俞、胃俞、三焦俞及肾俞的刺激可起到振奋督脉、健脾益气、补肾固元、清利实热、回原固脱的作用。此外，补脾经、运内八卦、揉外劳宫、揉板门、补肾顶，健脾补肾，主治脾肾气虚型小儿脱肛；补肾经、揉龟尾、上推七节骨，重点培补元阳，固摄归元；清肺经、退六腑、清大肠，清热解毒，清胃肠实热；揉龟尾、上推七节骨，固肠提升，促进肛肠回复。

◎ 中医调理膳食

黄芪大枣荷叶粥

黄芪 10 克、大枣 10 克、荷叶 3 克、大米 50 克，将大米洗净加水煮，开锅后加入黄芪、大枣同煮，待大米开花加入荷叶稍煮即可食用，适用于气虚下陷型脱肛。

薏苡仁赤小豆芡实粥

薏苡仁 30 克、赤小豆 10 克、芡实 10 克、大米 30 克。赤小豆捣碎浸泡，薏苡仁、芡实、大米洗净，加水适量煮熟食用，适用于实热下迫型小儿脱肛。

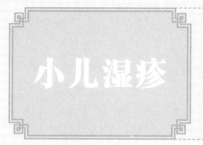

小儿湿疹是指皮肤反复出现细小的红色丘疹，或有液体渗出，或皮肤结痂脱屑，并伴有瘙痒的皮肤病。湿疹经常出现在小儿的面颊部、四肢皮肤褶皱处。

◎ 疾病概述

1. 小儿湿疹的主要病因

小儿湿疹发生的原因以脾虚湿盛、湿热浸渍最为常见。

（1）脾虚湿盛。小儿脾常不足，后天调护不当，导致脾虚不运，湿浊内生，致使小儿肌肤发为湿疹。

（2）湿热浸渍。小儿素体湿盛，湿热内蕴，外发皮肤，出现湿疹。

2. 小儿湿疹的临床表现

（1）脾虚湿盛型：表现为皮肤湿疹，皮疹色黯，面色不华，厌食，大便稀软，舌淡，苔白腻，脉濡，指纹淡。

（2）湿热浸渍型：表现为小儿皮肤湿疹颜色鲜红，瘙痒，伴有液体渗出，大便秘结，烦躁不安，舌质红，舌苔黄腻，脉滑、指纹紫。

3. 小儿湿疹的生活调养

（1）治疗小儿湿疹时，禁食芸豆、螃蟹和辛辣、煎炸、寒凉食品，以及羊肉、鱼虾等发物。

（2）合理喂养，循序渐进添加辅食。

（3）注意纠正偏食，鼓励孩子多吃蔬菜、水果。

（4）引起湿疹的病因是复杂的，其中过敏因素是主要因素之一，主要是由于对食入物、吸入物或接触物不耐受或过敏所致，所以有过敏体质家族史的小儿更容易发生湿疹。如果已经发现食用某种食物而出现湿疹，则应避免再次进食这种食物。

◎ 捏积治疗

　　运用冯氏捏积手法,操作者在捏拿患儿脊背第 5 遍开始,重提患儿督脉两旁膀胱经的脏腑腧穴,用双手的拇指与食指合作分别将脏腑腧穴处的皮肤,在捏拿的基础上,用较重的力量向后上方牵拉一下。治疗小儿湿疹选脾俞、胃俞、三焦俞、厥阴俞重提,目的是通过这个手法,加强对背部脏腑腧穴的刺激,用以调整小儿脾胃的功能,健脾利湿,使之起到健脾润肤、祛风止痒的作用。

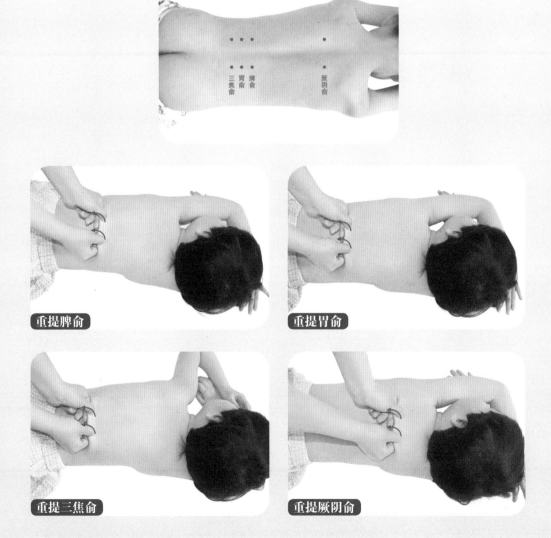

重提脾俞

重提胃俞

重提三焦俞

重提厥阴俞

◎ 辨证推拿

在冯氏捏积手法的基础上,根据不同证型可分别选择补脾经、运内八卦、推四横纹、退六腑、推上三关、点揉肺俞、揉中脘、清大肠、揉足三里、揉阳陵泉。

脾虚湿盛型 选择补脾经 100 次、运内八卦 100 次、推四横纹 50 ～ 100 次、退六腑 100 次、推上三关 30 ～ 50 次、揉中脘 100 次、清大肠 100 次、揉足三里 50 次。

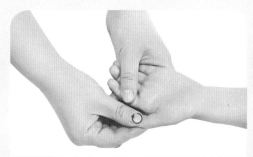

补脾经 拇指末节螺纹面,用拇指按揉

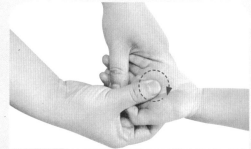

运内八卦 顺时针做运法,运至离宫宜轻按

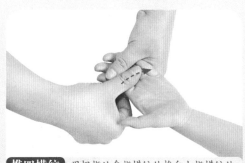

推四横纹 用拇指从食指横纹处推向小指横纹处

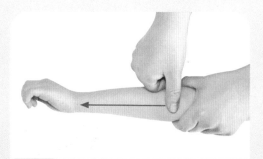

退六腑 前臂尺侧,从肘横纹推至腕横纹

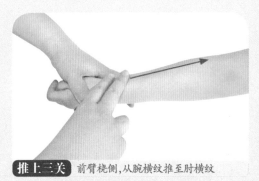

推上三关 前臂桡侧,从腕横纹推至肘横纹

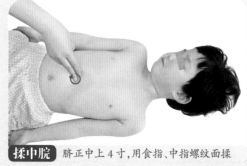

揉中脘 脐正中上 4 寸,用食指、中指螺纹面揉

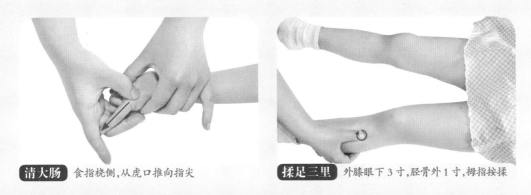

清大肠　食指桡侧，从虎口推向指尖

揉足三里　外膝眼下 3 寸，胫骨外 1 寸，拇指按揉

湿热浸渍型　选择补脾经 100 次、点揉肺俞 1 分钟、揉足三里 50 次、清大肠 100 次、退六腑 100 次、揉阳陵泉 30 次。

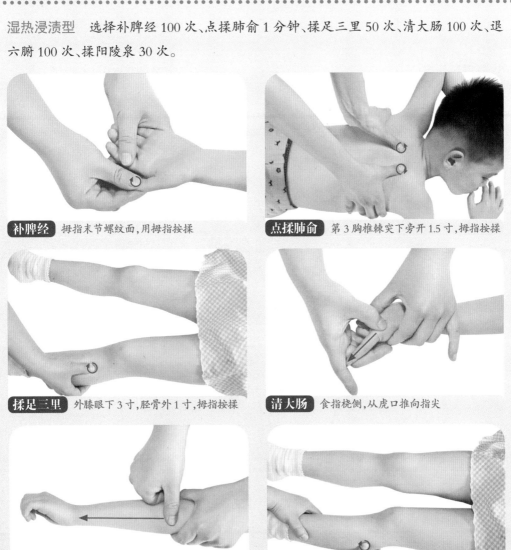

补脾经　拇指末节螺纹面，用拇指按揉

点揉肺俞　第 3 胸椎棘突下旁开 1.5 寸，拇指按揉

揉足三里　外膝眼下 3 寸，胫骨外 1 寸，拇指按揉

清大肠　食指桡侧，从虎口推向指尖

退六腑　前臂尺侧，从肘横纹推至腕横纹

揉阳陵泉　腓骨头前下缘凹陷处，拇指按揉

◎ 专家解析

　　本病治疗总原则是健脾利湿,根据不同的证型可以分别采用健脾祛湿、润肤止痒等治疗方法。冯氏捏积疗法,可刺激背部膀胱经腧穴及脊柱两侧夹脊穴,其中对脾俞、胃俞、三焦俞及厥阴俞的刺激可健脾利湿、祛风止痒。此外,补脾经、运内八卦、推四横纹、推上三关,健脾祛湿;退六腑、揉中脘、清大肠,清热透湿;揉足三里,滋阴润肤止痒。治疗小儿湿疹时,如捏积部位有湿疹及皮损时,不宜采用捏积手法。

◎ 中医调理膳食

山药莲子薏苡仁糊

　　山药100克、莲子100克、薏苡仁100克,将山药、莲子、薏苡仁洗净研磨成粉,加水煮至糊状,待晾温后食用,适合脾虚湿盛型湿疹的孩子食用,具有健脾祛湿的作用。

薏苡仁马齿苋粥

　　薏苡仁30克、鲜马齿苋20克、大米100克,将薏苡仁、大米洗净加水煮,熟后加入鲜马齿苋煮10分钟,待晾温后食用,适合湿热浸渍型湿疹的小儿食用,具有清热祛湿的作用。

附:小儿保健推拿方法

◎　益智安神法

基本手法:在冯氏捏积疗法基础上加揉百会30次、清心经100次、分推腹阴阳50次。

功效:具有促进小儿心智发育、安神宁志、调节睡眠的作用,使身心健康发展。

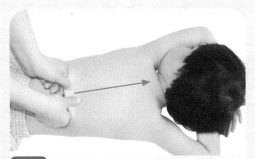

捏积 自龟尾至大椎穴,自下向上挤捏推进

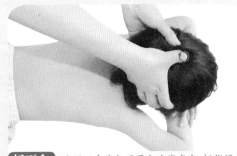

揉百会 头顶正中线与两耳尖连线交点,拇指揉

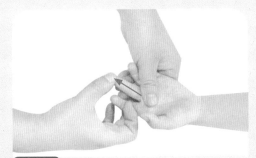

清心经 中指末节螺纹面,从中指指根推到指尖

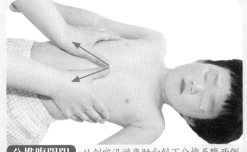

分推腹阴阳 从剑突沿游离肋向斜下分推至腹两侧

专家解析

冯氏捏积疗法,配合揉百会、清心经、分推腹阴阳,具有健脾柔肝、清心安神、益智的作用,经常坚持捏积、推拿,可以提高小儿的睡眠质量,从而促进小儿的生长发育。同时,也可以使小儿心情愉悦、心智聪慧、健康成长。

◎ 顾护肺卫法

基本手法:在冯氏捏积疗法基础上加补脾经 100 次、清肺经 100 ~ 200 次、推上三关 30 ~ 50 次、揉外劳宫 3 分钟。

功效:具有提高小儿免疫功能、增强抗病能力、预防感染性疾病的作用。

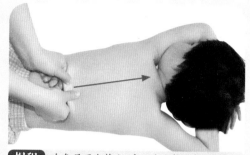

捏积 自龟尾至大椎穴,自下向上挤捏推进

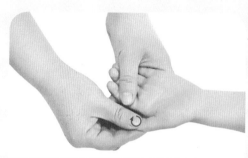

补脾经 拇指末节螺纹面,用拇指按揉

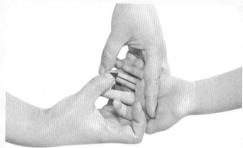

清肺经 无名指末节螺纹面,从无名指根推到指尖

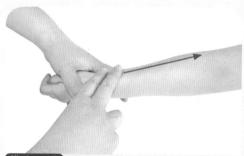

推上三关 前臂桡侧,从腕横纹推至肘横纹

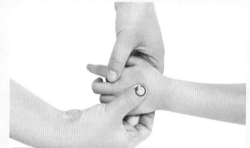

揉外劳宫 手背第 2、第 3 掌骨间凹陷处,拇指揉

专家解析

冯氏捏积疗法配合补脾经、清肺经、推上三关、揉外劳宫,具有健脾补肺的功能。中医讲脾土生肺金,只有脾胃强健,小儿的肺卫功能才能正常,才能抵御疾病的侵袭而健康成长。